色香味的

誘惑

美食零嘴隱藏健康陷阱，
色素、香精、防腐劑讓你的健康悄悄破產！

林慶旺——

著

目錄 Contents

Chapter3
肥胖像傳染病襲捲全球

Chapter4
減肥的科學密碼

序文

「美味的食物，不利胃腸消化吸收。」——威廉·莎士比亞（William Shakespeare，1564 年～1616 年，世界上最偉大的作家）

　　人是聰明絕頂的動物，自呱呱墜地開始，就離不開吃的世界。食物講究營養價值，人們往往忽略了這一點，反而以食物的色香味為心中的最愛，至於食物是否被「汙染」，更沒有多少人注意，忘了吃的安全性。雖然戰國時代思想家告子說：「食色，性也。」意思就是說，喜歡美食和美色，是人的本性。但也別忘了：「民以食為天，食以安為先。」中國現代文學史上獨具魅力的傳奇女作家張愛玲在《談吃與畫餅充饑》中說：「中國人好吃，我覺得是值得驕傲的，因為吃是一種最基本的生活藝術。」但她對吃十分講究，尤其非常忌諱食品中會致癌的色素、香精和防腐劑。

　　快樂與痛苦之間，只有一線之隔，世人往往生病後才領悟到健康的重要。治病是醫師的事，健康是自己的事，民眾對健康認知不足，迷信靈丹妙藥，坊間不少號稱「空中藥房」的廣播、電視主持人，都很有親和力，為了衝業

續，把來路不明的藥品、食品以及國人最常吃的「保健食品」，「療效」說的天花亂墜，特別吸引愛聽偏方的長輩，一年的銷售額高達上千億台幣，真是另類的台灣奇蹟。殊不知這些所謂「天然保健食品」，有效成分通常只有 1％，其餘 99％是化學添加物，如人工色素和防腐劑，可能造成過敏反應。如果盲目服用「保健食品」，容易造成肝臟和腎臟的損傷，進而影響身體的正常代謝和排毒功能。

身為首位醫師總統，賴清德就職演說表示，期許自己發揮醫師專業，讓國人活得長壽又健康。賴清德提出健康台灣願景，目標要在 2030 年讓癌症死亡的人數減少三分之一，等於每年要讓一萬七千多名台灣人不會死於癌症。癌症連續 42 年居國人十大死因之首，每年約有 12.2 萬人罹癌，5.3 萬人死亡，平均每 9 分 53 秒就有 1 人因癌症死亡，國人更是「聞癌色變」。

台灣是世界上大腸直腸癌發生率名列前茅的國家，大腸直腸癌連續 15 年蟬聯台灣 10 大癌症之首，每天平均有 47 人被診斷出大腸癌，大約每 31 分鐘 14 秒就有一位。

台灣洗腎率世界第一，被稱為「洗腎王國」，為什麼這麼多人洗腎？為什麼心血管疾病已連續 28 年蟬聯 10 大死因第二名？有多少人會認為這些病症與自己所吃的食物有關？

肺癌已躍升為台灣癌症發生人數及死亡率第一名（蟬

色香味的誘惑：
美食零嘴隱藏健康陷阱，色素、香精、防腐劑讓你的健康悄悄破產！

聯 15 年首位的大腸直腸癌則位居第三）。中研院院士、國立台灣大學前校長、肺癌權威醫師楊泮池表示，肺癌在台灣，三分之二患者都不抽菸，其中女性更高達九成四不吸菸；早期肺癌沒有症狀，等到症狀出現，大多數病人都已是晚期，成為台灣健保最沉重負擔的疾病。楊泮池率領的醫療團隊研究發現，肺癌的危險因子不只是空汙或是油煙，更與飲食中的食品添加物、色素、香精、防腐劑等有關。研究成果發表在權威國際期刊《細胞》（Cell），並且登上封面。

世界上最偉大的發明家愛迪生（Thomas Alva Edison）先知般地預言：「未來的醫生不開藥，只會鼓勵病人關注飲食和疾病的關係。」當代思想指標人物，全球暢銷書《人類大命運》（Homo Deus A Brief History of Tomorrow）作者尤瓦爾・諾瓦・哈拉瑞（Yuval Noah Harari），在《人類大命運》一書中，犀利地提出：20 世紀的醫學在治療疾病，21世紀則應致力於提升健康素養。台大醫院院長吳明賢表示：醫療應由疾病的醫學轉為健康的醫學，由治病的醫學轉為預防的醫學。現在是史上首見，每年營養過剩而死亡的人數超越營養不良，沒有人因為擁有健康而傾家蕩產，卻有人因為失去健康而一無所有。

台灣小吃聞名世界，外食人口比例超過 7 成，約有1,500 萬人。不少人說在台灣不會煮菜沒關係，因為外食方

便，加上選擇多又不貴，導致外食文化盛行，外食者的腸道因高油、高鹽、高脂的加工食品，日益腐敗，而不自知。美國、日本、北歐五國（包括丹麥、瑞典、芬蘭、冰島、挪威），預防醫學的觀念非常普及，花很多錢在預防疾病，台灣則是花很多錢在搶救生命。日本、北歐五國的飲食文化講求新鮮自然，非常重視食品安全，不喜歡加工食品的化學添加物，用較為健康的方式烹飪食物。他們認為一起吃飯是聯絡全家人情感最好的方式，延伸出健康自然的自宅飲食文化，而非外食文化，才能成為世界上最健康長壽的國家。

1908 年諾貝爾醫學獎得主俄國科學家伊利亞．梅契尼科夫（Elie Metchnikoff）強調：「腸道腐敗是老化、肥胖主因，天然食物可以抑制腸道腐敗。」西方醫學之父希波克拉底（Hippocrates）有句名言：「所有的疾病都始於腸道（All disease begins in the gut）。」人體腸道中的有益菌——益生菌（Probiotics），會對病原體以及毒素形成天然的防禦網，一旦防禦網被破壞，細菌、毒素就會通過腸道，長驅直入，在人體各個器官引發疾病，尤其是肥胖。

台大醫院院長吳明賢表示：「腸道菌深受飲食習慣影響，腸道菌失衡恐讓癌症找上身，腸道健康人就長壽。」

台灣合法的食品添加物有 800 多種，據統計，日常生活中，97%的食品都離不開食品添加物。每人每天吃掉 50

色香味的誘惑：
美食零嘴隱藏健康陷阱，色素、香精、防腐劑讓你的健康悄悄破產！

種以上的食品添加物，每年平均吃掉的食品添加物逾 3.5 公斤，在現代生活中想要完全避開，幾乎不可能。食品添加物會抑制腸道的益生菌生長，導致腸道腐敗。遺憾的是，貪婪的黑心商人使用的食品添加物，往往超出安全的劑量，長年累月吃下來，可能造成身體「慢性中毒」，並誘發慢性疾病、肥胖及癌症！許多小吃含有五種以上的食品添加物，例如：御飯糰、貢丸、布丁、洋芋片、麵包、香腸、鹽酥雞等等。

你有「好色之心」，商家給你加色素；你有「憐香之情」，商家給你加香精；你有「嘗鮮之意」，商家給你加防腐劑，結果你的健康破產！國立台灣大學食品科技研究所名譽教授孫璐西每次都跟學生說：「珍珠奶茶絕對不能多吃，一個星期喝一杯就差不多了，因為珍珠不用防腐劑很困難。」

台灣許多知名或不知名的食品廠商，標榜食品不含防腐劑、香精、人工色素，通過國際 SGS 驗證（ISO22000），食品安全管理最高規格，結果銷往美國加州的食品，外包裝上幾乎統統被強制貼上警告標誌，提醒消費者注意。因為這些來自台灣的食品含有非法、有毒，會造成癌症以及生殖系統損害的化學物質，包括丙烯醯胺（Acrylamide，主要發現於薯條、咖啡，烘焙食品中）、砷（海產、魷魚絲）、汞（米製品）、鉛（薑製零食、花生堅果、糖果等）、

BPA（醬料罐頭等使用金屬包裝的食品）、鎘（海鮮譬如牡蠣）、水銀（漁產譬如鮪魚）等多種重金屬，以及超出限制（合法）劑量的食品添加物。而這些食品在台灣卻是家家戶戶日常生活中經常吃的，依然在市場上流通銷售。到底該如何看待食品添加物？食品添加物 ≠ 非法添加物，安全劑量 ≠ 對健康無害——只是不會讓你立即送醫。恐怖的是，非法和超出限量使用的「添加物」，仍大刺刺地存在於台灣的許多食品中，消費者並不知情。

2024 年 2 月 28 日一篇發表在《英國醫學期刊》（British Medical Journal，BMJ）的超大型研究發現，吃太多超級加工食品（它們通常含有五種以上的食品添加物），「恐對我們的健康造成風險」，包括心臟病、中風、癌症、糖尿病、肥胖、憂鬱、呼吸、心血管、腸胃、代謝、肺部疾病和睡眠問題等 32 種疾病，都跟超級加工食品有直接關聯。這項迄今為止世界上最大規模的研究，有將近千萬人接受調查。

不過，如果不依靠這些方便、美味且便宜的超級加工食品，全球數十億人的吃飯問題就會很棘手。據報導，超級加工食品占台灣平均飲食的 70% 以上、占美國飲食的 60% 以上、占英國平均飲食近 57%。

飲食習慣與健康的人生息息相關，德國著名哲學家，人類歷史上最偉大的夢想破壞者亞瑟‧叔本華（Arthur Schopenhauer）說：「人生最大的錯誤就是，為了滿足口腹

色香味的誘惑：
美食零嘴隱藏健康陷阱，色素、香精、防腐劑讓你的健康悄悄破產！

之慾而失去健康。」叔本華的話值得我們深思，雖然基因（DNA）決定生命的藍圖，但有越來越多的醫學研究顯示，癌症與自己所吃的食物有關，尤其是食品添加物。

Chapter 1

談吃色變
草木皆兵

「食色，性也。」
——告子（戰國時代思想家）

■ 醫師總統要讓台灣人活得健康又長壽

　　台灣人口老化速度快，2025 年即將邁入超高齡社會，即 65 歲以上人口高達 20%，如何延長國人健康餘命，減緩進入醫療體系，必須重視預防醫學，才有機會健康終老。根據衛生福利部統計，2022 年國內民眾健康平均餘命為 72.43 歲（男性 69.92 歲、女性 75.07 歲），較 2021 年的 73.30 歲減少約 10.4 個月，創下 2001 年以來最大跌幅。台大醫院院長吳明賢博士表示：「醫療應由疾病的醫學轉為健康的醫學，由治病的醫學轉為預防的醫學。」台灣面臨四大困境：高齡化、少子化、帶病長壽、慢性病年輕化。讓國人擁有健康的餘命，預防醫學扮演關鍵角色。預防醫學強調對健康的主動維護，而不僅僅是在生病時尋求醫師治療。

　　我們「看」起來都很健康，但健康不是單純用看的，也不是沒有生病就沒事，因為健康不是二分法，很多隱藏在身體內部的狀態，其實都不應該被忽視，「預防醫學」的觀念即是由此誕生！多數人其實都是處於「亞健康」的狀態，而所謂的亞健康，就是即使到醫院抽血檢驗，獲得的數據，醫師都說正常，但總感到疲倦、渾身酸痛、頭痛、感冒、便秘、失眠、肥胖或免疫力降低，甚至伴隨有血壓高、血糖高、血脂高等三高。30 歲～65 歲的上班族最常見，這就是所謂的亞健康——身體處在健康與疾病之間的

灰色地帶。不要以為亞健康狀態只發生在年紀大的人，很多年輕人因為愛喝含糖飲料，喜歡吃鹽酥雞、漢堡、薯條，又愛晚睡熬夜上網、飲食不正常，就容易有亞健康的狀態。每當談到健康的話題，大家關注的往往是限制高糖、高鹽和高飽和脂肪的食物攝入，卻忽略了食品添加物對自身健康的危害。

預防醫學可從飲食著手，所謂「病從口入」，許多美食可能就是造成疾病或慢性病的根源，例如食品添加物吃太多，導致頭痛、腹痛等。台灣有個怪現象，有約 1,500 萬人在吃止痛藥，每年吃掉的健保藥費破 2,000 億大關、每年全民健保醫療給付超過 7,800 億元，年輕人病懨懨，更不用提中、老年人一身都是慢性病，卻從未靜下心來思索，自己的身體為什麼會這樣？是不是食品添加物吃太多？「民以食為天，食以安為先」，老祖宗留下的智慧話語，早已忘了一乾二淨，為了不被毒死，對吃的東西難道不應該斤斤計較嗎？吃喝馬馬虎虎，病就來。

難怪台灣到處是「藥局一條街」，2023 年全台藥局高達 1 萬 584 家，藥局家數超越 7-11 便利超商，銷售額 1,670 億元創下新高，每年有 1,700 億以上的營養保健品商機。殊不知這些所謂「天然保健食品」，有效成分通常不到 1％，其餘 99％是化學添加物，如人工色素和防腐劑，可能造成過敏反應。如果盲目服用「保健食品」，容易造成肝臟和腎

臟的損傷，進而影響身體的正常代謝和排毒功能。除此之外，各大醫院、診所人滿為患。美國、日本、北歐五國（包括丹麥、瑞典、芬蘭、冰島、挪威），花很多錢在預防疾病，台灣則是花很多錢在搶救生命。

　　人生有很多選擇，大家都期望能健康活下去，然而，在台灣有 80%以上的人選擇生病再去看醫師，造成高額的健保支出。反觀投入在預防醫學的經費，卻不及全民健康保險醫療支出的千分之一。慢性病的發展是漸進式的，年長者中有高達 75%處於「亞健康」（即沒有生病但不健康），平時如果不生病，身上也會有一些不適，身體的某些部位總有一些隱痛或不舒服，這類人大多已經走在罹患疾病的路上！真正有疾病的占 20%，這群人經常病痛不離身，他們的日常生活，經常是醫院和家裡兩頭跑，看遍了大小醫院，藥袋一袋又一袋，堆積如山，這類人的身體特徵就是體質差，大病小病從未間斷，生活作息又不良，想要不生病都難！健康的占 5%，這類人身體狀態和心靈狀態十分良好，每天開開心心，樂觀積極、壓力很小，吃香喝辣，無災無病。細菌、流感病毒、傳染病基本上很難沾上他們的身體，幾乎處於百毒不侵的狀態！

　　40 歲以上的人群中，疾病的多種危險因素陡增，尤其是 55 歲前後亞健康的比例明顯增多，多數人都具有一種或多種疾病的危險因素，罹患疾病的機率大幅上升。在某種

色香味的誘惑：
美食零嘴隱藏健康陷阱，色素、香精、防腐劑讓你的健康悄悄破產！

因素促發下，往往突發重症，甚至猝死。如何促進亞健康的族群活得更健康，是預防醫學需要努力的目標。世界衛生組織衡量一個人是否健康，具有十項標準：

1. 精力充沛，能從容不迫地應付日常生活和工作。
2. 處事樂觀，態度積極，樂於承擔任務，不挑剔。
3. 善於休息，睡眠良好。
4. 應變能力強，能適應各種環境變化。
5. 對一般感冒和傳染病，有一定的抵抗力。
6. 體重適當，體態均勻，身體各部位比例協調。
7. 眼睛明亮，反應敏銳，眼瞼不發炎。
8. 牙齒潔白，無缺損，無疼痛感，牙齦正常，無蛀牙。
9. 頭髮光潔、無頭皮屑，肌膚光澤、有彈性。
10. 走路輕鬆，有活力。

以上這十條健康標準，100 個人中，只有 5 個人具備！

隨著國人平均壽命一直增加，已經達到 79.8 歲，但健康平均餘命只有 70.8 歲，慢性病併發症一直都不受控，導致國人平均 71 歲臥床，80 歲離世，高齡者臥床需仰賴他人照顧的「不健康餘命」長達 9 年。然而，為什麼丹麥的長者在離世前臥床時間只有 14 天？為什麼英國女王伊莉莎白二世（Queen Elizabeth II）從不吃保健食品，最終只臥床 1

天？相較於台灣的 8 年～10 年，是非常大的差距，這之中並沒有什麼仙丹妙藥，只因為他們深知預防醫學的重要。北歐國家將多數預算投入促進健康的預防醫學，讓老人不生病，而非生病後的長期治療、照護。根據聯合國 2024 年的數據，北歐五國人口的預期壽命全部高於 81.5 歲，其中挪威、瑞典、冰島均超過 83 歲。**更值得借鏡的是她（他）們老得健康、老得幸福。**近年風靡全球的「新北歐飲食」（New Nordic Diet）強調選用新鮮、天然、在地的食材，並多以植物類為基礎，主要食物包括天然莓果、魚類（尤其喜歡鮭魚、鯖魚，富含 Omega-3 脂肪酸）、豆類、蔬菜、全穀物（大麥、燕麥和黑麥）等，少吃紅肉、高糖及加工食品。與「地中海飲食」近似，兩者最大的分別在於北歐飲食使用芥花油（Canola Oil），而非橄欖油。芥花油的多元不飽和脂肪酸 Omega-3 含量高達 11％，單元不飽和脂肪酸 Omega-9 更高達 61％，優於多數植物油，再加上飽和脂肪酸含量僅 7％，為植物油中最低，有助於降低膽固醇。因此，美國心臟學會（AHA）正式推薦消費者可將芥花油作為家庭烹調用油。芥花油的發煙點接近 240，無論煎、煮、炒、炸都很適合。世界衛生組織曾發表報告，認可新北歐飲食有益健康，特別是有助減少心血管疾病和第二型糖尿病的風險。

2022 年 9 月以 96 歲高齡逝世的英國女王伊莉莎白二

色香味的誘惑：
美食零嘴隱藏健康陷阱，色素、香精、防腐劑讓你的健康悄悄破產！

世，去世之前的 20 年間，才進醫院三次。直到去世前兩天，她仍公開現身接見新任首相莉茲·特拉斯（Liz Truss），精神奕奕、笑臉迎人，風采不減，完全沒有病容。**最珍貴的是她「無疾而終」的「好走」，這是全世界老人們追求的夢想。**英國女王御用醫生莫薩拉夫·阿里（Mosaraf Ali）表示，伊莉莎白二世每天喝 6 杯到 8 杯水，吃新鮮蔬果、沙拉，烤魚或水煮魚，飲用紅蘿蔔、蘋果、薑和芹菜榨成的果汁，很少吃紅肉、油炸食物和零食，不吃罐頭，只攝取少量糖分、鹽分。

丹麥是一個數次在全球幸福國度排名第一的北歐國家，2019 年他們勇敢地回拒了美國川普總統購買格陵蘭島（Greenland）的建議，它也是陪伴每個小朋友長大的《安徒生童話》作者漢斯·克里斯汀·安徒生（Hans Christian Andersen）的故鄉。丹麥的小朋友如果感冒生病，就算只有一點點打噴嚏、流鼻水、咳嗽，老師會馬上要求家長把孩子領回去，避免傳染給其他同學；也不用去看醫生，因為醫生基本上不會開藥給感冒的小朋友，只會建議多曬太陽、多喝水、多休息。在丹麥找不到一個超重的人，丹麥人又高又健康，與丹麥人相比，你會覺得自己又胖又不健康。丹麥的養豬業排名世界第一，是全世界唯一一個不對豬隻施打抗生素的國家。

近年來，國產豬肉檢出瘦肉精、蘇丹紅辣椒粉遍地開

花、日本小林紅麴原料導致腎臟不良反應，大、小餐廳食物中毒，死傷無數，食安事件層出不窮。八年前一連串的食安事件震驚社會，蔡政府提出保障消費者的「食安五環」，如今形同虛設。食安五環的架構是「管大不管小」，資本額三千萬元以上食品業者，依食安法嚴格管控，但台灣四十多萬家食品業者，中小型企業占大多數。食安五環中，「自主管理」為一環，政府的嚴格管控手段不會直接伸向中小型業者，而是採取「信任制」，由食品業者自主管理。食安五環中砸七千萬做的食品「源頭管理」，僅 2.6％業者登記，更該被檢討。源頭管理一直被認定是由邊境管理，雖然蘇丹紅事件在源頭管理上確實有疏失，但台灣邊境人力長期不足且缺乏效率。邊境管理僅看「有檢出」與「未檢出」，而未檢出取決於儀器的極限值，食藥署是否有必要跟進國際潮流，採購敏感度最高的儀器，否則仍會讓低劑量的非法食品添加物，持續成為下個食安風暴。

　　身為首位醫師總統，賴清德就職演說表示，期許自己發揮醫師專業，讓國人活得長壽又健康。賴清德提出健康台灣願景，目標要在 2030 年讓癌症死亡的人數減少三分之一，等於每年要讓一萬七千多名台灣人不會死於癌症。癌症連續 42 年居國人十大死因之首，每年約有 12.2 萬人罹癌，5.3 萬人死亡，平均每 9 分 53 秒就有 1 人因癌症死亡，國人更是「聞癌色變」。肺癌已躍升為台灣癌症發生人

數及死亡率第一名（蟬聯 15 年首位的大腸直腸癌則位居第三）。中研院院士、台灣大學前校長、肺癌權威醫師楊泮池表示，肺癌在台灣，三分之二患者都不抽菸，其中女性更高達九成四不吸菸；早期肺癌沒有症狀，等到症狀出現，大多數病人都已是晚期，成為台灣健保最沉重負擔的疾病。楊泮池率領的醫療團隊研究發現，肺癌的危險因子不只是空汙或是油煙，更與飲食中的食品添加物、色素、香精、防腐劑等有關。研究成果發表在權威國際期刊《細胞》（Cell），並且登上封面。建議賴政府應對預防醫學投入更多資源，先修改「食品添加物使用範圍及限量」法規，減少人工添加物，落實台灣食品安全的承諾。

台灣合法的食品添加物有 800 多種。據統計，日常生活中，97%的食品都離不開食品添加物。每人每年平均吃掉的食品添加物逾 3.5 公斤，在現代生活中想要完全避開，幾乎不可能。你有「好色之心」，商家給你加色素；你有「憐香之情」，商家給你加香精；你有「嘗鮮之意」，商家給你加防腐劑，結果你的健康破產！食品添加物吃太多會抑制腸胃道的益生菌生長，導致「慢性中毒」，長年累月可能誘發慢性疾病、肥胖及癌症。許多小吃含有五種以上的食品添加物，例如：御飯糰、貢丸、布丁、洋芋片、麵包、香腸、鹽酥雞等等。大多數的食品添加物只要合乎政府規定的劑量，短時間對人體幾乎不會造成不良影響——只是不

會讓你立即送醫。遺憾的是，貪婪的黑心商人使用的添加物，往往是非法或超出安全的劑量，長期吃下來就會對人體造成傷害。食品添加物的種類繁多，尤以人工色素、香精及防腐劑最為常見。

人工色素為化學合成的色素，許多文獻指出食用過量的人工色素會對人體造成傷害，如生育力下降、畸形胎，甚至可能會致癌。世界排名第一的美國約翰·霍普金斯大學（Johns Hopkins University）彭博公共衛生學院教授奧蒂斯·布勞利（Otis Brawley）博士說：「吸菸者罹患癌症的可能性是不吸菸者的 11 倍，美國所有癌症的 5% 是由酒精引起的。而肥胖是美國第二大癌症原因，僅次於菸草。不幸的事實是，其他可能導致癌症的化學物質，鮮為人知，尤其是食品添加物。」

衛生福利部食藥署規定，人工色素、香精可於各類食品中，視實際需要適量使用。由於沒有限量使用，再加上採取信任制的「自主管理」，貪小便宜的業者，往往違法添加、超量添加，結果偷雞不著蝕把米，被國外逮個正著。

台灣許多知名或不知名的食品廠商，標榜食品不含防腐劑、香精、人工色素，通過國際 SGS 驗證（ISO22000），食品安全管理最高規格，結果銷往美國加州的食品，幾乎統統被強制貼上不安全的「警告標籤」，因為這些食品含有非法、有毒，會造成癌症以及生殖系統損害的化學物質，

色香味的誘惑：
美食零嘴隱藏健康陷阱，色素、香精、防腐劑讓你的健康悄悄破產！

包括丙烯醯胺（Acrylamide，主要發現於薯條、咖啡，烘焙食品中）、砷（海產、魷魚絲）、汞（米製品）、鉛（薑製零食、花生堅果、糖果等）、BPA（醬料罐頭等使用金屬包裝的食品）、鎘（海鮮譬如牡蠣）、水銀（漁產譬如鮪魚）等多種重金屬，以及禁止食用的色素（零食、蛋糕、糖果等，美國禁止使用紅色 6 號、黃色 4 號人工食用色素）或超出限制（合法）劑量的人工添加物。而這些食品在台灣卻是家家戶戶日常生活中經常吃的，並未貼上「警告標籤」，依然合法的在市場上流通銷售。

加州政府要求食品廠商向加州人發出警告，告知經常吃人工添加物（化學物質）會導致癌症、出生缺陷或其他生殖危害。而這些「人工添加物」都經過包括國際癌症研究機構（IARC，隸屬於世界衛生組織）、美國國家毒物計畫（National Toxicology Program，NTP）和美國環保署（EPA）在內的權威機構認定。因此，食品廠商如果想不貼「警告標籤」，就必須做到以下兩點的其中之一：

1. 商品中沒有或存在的相關人工添加物低於檢測標準。
2. 能夠透過舉證證實商品不會增加癌症風險。

相較而言，前者比較簡單，但後者就需要非常繁瑣的證據了，因此很多人工添加物非法或超過劑量的食品廠商，乖乖地選擇張貼「警告標籤」。

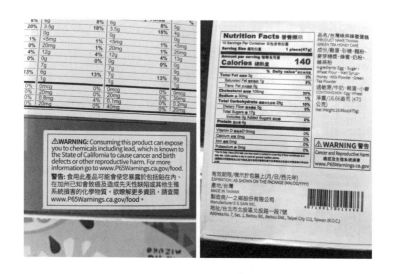

■ 你每天有三次改善健康的機會

　　現年 90 歲的全球頂尖生態保育專家、聯合國和平大使珍・古德（Jane Goodall）博士，呼籲大家「用心吃」，多花一點時間思考自己所吃的食物：「一日三餐，每個人每天都有三次改善健康、改變地球的機會。」你吃什麼食物，是你自己的選擇，如果只有你一個人每天選擇比較健康的食物，當然不會造成多大的不同，但如果幾百萬人做同樣的選擇，就會有越來越多的農民，用無害的方式（有機）種植或養殖食物。美國環保組織（Environmental Working Group，EWG）曾經檢驗剛出生的嬰兒臍帶血，結果赫然發現有多達 287 種有毒的化學物質，出現在嬰兒的血液裡。

　色香味的誘惑：
　　　美食零嘴隱藏健康陷阱，色素、香精、防腐劑讓你的健康悄悄破產！

美國康乃爾大學（Cornell University）著名的農業經濟學者卡凡納（D.W.Cavanaugh）向美國參議院提出的一份報告指出，工業化國家的人民 65%的疾病和飲食有關。維生素對人體很重要，但很少有人知道沒有礦物質，維生素根本沒辦法產生作用。工業國家 99%的人，礦物質不足，原因就出在土壤的有毒化學物質越來越濃，礦物質大幅度地減少。因為污染以及森林過度砍伐，地球上乾淨安全的飲水急遽減少，缺水是人類本世紀最大的夢魘，我們的飲食習慣其實也正大量消耗水又殘害健康。美國自然生態作家瑞秋・卡森（Rachel Carson）的著作《寂靜的春天》（Silent Spring）一書，就對化學農藥的濫用，以及政府的放任提出質疑。

珍・古德博士提醒世人，保護地球的飲食，第一：購買有機食品，有機食品沒有殺蟲劑、生長荷爾蒙、抗生素。第二：要購買在地生產的當季食品，吃在地的當季食品，除了食材新鮮，農藥的殘留量比較少，也降低食材保鮮及加工保存的化學物質。根據聯合國的統計，全球每年有四百萬噸的農藥灑在地球表面，而只有 0.1%的農藥殺死病蟲，其餘的幾百噸農藥統統進入土壤裡，流進河流、地下水、湖泊、海洋，透過食物和水，進入人類、所有物種的身體內。有太多的孩子，父母餵他們吃的食物導致他們生病，就因為工業化，農業、畜牧業使用的化學物質，對

土地、空氣和水造成嚴重汙染。現在，從農作到食物，都只講求效率。速食業快速成長，因為它很方便，但我們老式的生活方式：和家人坐在一起好好吃頓飯的傳統，已經在越來越多地方消失了，這些都是經濟成長之後的結果，人們只關心如何賺更多的錢，至於其他的，就很少去管它了。

農業部 2024 年最新「台灣蔬菜農藥殘留排行榜」

農藥殘留排名	蔬菜名稱	不合格率（％）
1	辣椒	20.7
2	豌豆	17.3
3	包心芥菜	16.7
4	白蘿蔔	14.4
5	花椰菜	13.2
6	菠菜	12.8
7	青蔥	10.1
8	芥菜	9.9
9	菜豆	9.9
10	結球白菜	9.5

資料來源：農業部

愛莉絲・華特斯（Alice Waters）是一位知名的美國有機餐廳創辦人，被譽為「慢食教母」。2009 年，華特斯受邀參

色香味的誘惑：
美食零嘴隱藏健康陷阱，色素、香精、防腐劑讓你的健康悄悄破產！

與全美最受矚目的知名電視節目《60分鐘》（60 Minutes），隔空向美國第一夫人蜜雪兒‧歐巴馬（Michelle Obama）喊話，呼籲白宮更關注孩童健康。蜜雪兒聽見了，邀她在白宮後院開闢約 100 平方公尺的白宮菜園，讓孩童自己種植、採收與準備農作鮮食，重建與食物間的關係。她的飲食理念強調簡單烹煮，體現食物的天然美味，並讓人們認識新鮮、在地、有機食材的重要性。速食指的並不局限於麥當勞、肯德基、溫蒂、必勝客或 Subway 之流，而是「食材在生長過程中使用農藥，再透過工業化大量生產，並且採用人工添加劑與防腐劑的加工食品」。通常這類食品無所不在，雜貨店、便利商店都有其蹤跡，也是透過外送服務，動動手指就輕鬆送上門的餐點。愛莉絲‧華特斯感嘆：速食的進餐方式實在是索然無味，毫無溫情可言。在短短幾分鐘內，卻只吃到「寂寞和空虛」，為什麼不讓自己吃更有人性和溫情的食物！

　　世界著名醫學雜誌《柳葉刀》（The Lancet）發布的《食物、星球與健康》（The EAT-Lancet Commission on Food, Planet, Health）顯示，北美洲的紅肉蛋白攝入量已超出參考值 638%。報告中全球的 37 位世界頂尖科學家提出了一些關鍵建議，旨在實現健康飲食。主要建議包括：

1. 植物為主的飲食：強調食用植物性食物，包括水果、蔬菜、全穀物、豆類、堅果和種子。

2. 減少紅肉和糖分攝入：建議減少紅肉（如牛肉和豬肉）和添加糖的食品、飲料。
3. 適量的動物性來源食品：包括適量的乳製品、海鮮和家禽。

　　報告認為，如果人類調整飲食結構，減少吃肉，多攝入植物性飲食，每年成人死亡人數將減少 1,000 萬。這份報告強調，要養活未來的 100 億人口，就必須改變我們的飲食習慣，改進食品生產方式，並減少食物浪費。這是第一份全面科學評估，什麼是構成健康飲食的報告。近年來，公眾健康意識和環保意識的提升，對素食產品的認知與接受度越來越高，尤其是對替代乳製品、肉類替代品以及各類植物性食品的需求持續旺盛，這一消費趨勢成為推動素食市場蓬勃發展的核心動力。

　　葷食和素食，到底哪一個更健康？吃素真的對健康有益嗎？除了香菇豆腐，素食食品還有哪些新品類、新選擇？提到素食，國人首先想到的可能是宗教信仰。的確，佛教中吃齋的習慣就是素食飲食的典型代表，但在現代社會中，選擇素食的人群遠遠超出了宗教界，素食並非必然與宗教緊密相連。2023 年北美地區在素食市場上占據領先地位，除了北美地區，素食生活方式已在全球多個國家和地區流行起來，如澳大利亞、紐西蘭、英國、愛爾蘭、以

色香味的誘惑：
美食零嘴隱藏健康陷阱，色素、香精、防腐劑讓你的健康悄悄破產！

色列和加拿大等地，形成了廣泛的消費基礎。2023 年全球素食市場規模為 268 億美元，預計到 2030 年將增至 655 億美元。而在亞太地區的素食市場，預計 2023 年～2030 年期間，素食市場年複合增長率將達到 14%。

　　全球範圍內約 18%的人口（約合 14.5 億人）遵循素食生活方式，其中，素食飲食的流行正成為全球飲食文化中的一股新潮流，而隨著素食消費需求持續高漲，諸多食品企業精準地抓住了這一趨勢，紛紛投身於素食產品的研發與市場推廣，推動素食市場的整體規模擴大和結構優化。素食雖有益，但並非人人適宜。尤其對於兒童、青少年、孕婦、貧血患者、消化功能欠佳或罹患胃腸疾病者，以及消化吸收能力減退的老年人等特殊群體，從醫學角度來看，普遍不推薦其採取純素飲食。以未成年人與孕婦為例，她（他）們對諸如維生素 B12、維生素 D 等重要營養素的需求量極大，而這些營養素主要來源為動物性食品，純素食模式往往難以充分供給。如今，素食主義已非單純的蔬菜水果攝入，也不再是一種宗教和教條，越來越多的年輕人選擇素食的初衷是，選擇一種有益身體健康以及愛護地球環境的飲食習慣，而植物性飲食，正是素食者追求的進化形態。

■ 素食延壽十年小心不能吃錯

「素食者更加健康長壽」的說法流傳甚廣，歐美等國科學家進行過幾項有關素食的追蹤調查，涉及人數多達數十萬人，持續時間二、三十年。結果發現，素食者的平均預期壽命確實比較高。但是，科學家用統計工具對大樣本的調查數據進行迴歸分析（Regression Analysis），把會扭曲因果關係的混雜因素（外來因素）剔除。結果發現，素食對健康長壽其實沒有明顯的影響。也就是說，「素食者更加健康長壽」的說法，主要是他們健康的生活方式，比如：素食者中抽菸、喝酒的人更少，飲食比較節制，而不是素食本身。

美國加州洛杉磯以東約一小時車程的洛馬・琳達（Loma Linda）被譽為「長壽市」，這個擁有 25,000 人口的城市是世界上五個原始的藍色區域（Blue Zone）之一，洛馬・琳達人的壽命比普通美國人長八到十年。洛馬・琳達人幾乎不吸菸、喝酒，有 10% 的人是全素（純素）主義者，平均體重指數（BMI）為 23，低於健康臨界值的 25。另外 30% 的人是蛋奶素（Ovo-Lacto Vegetarian）主義者，60% 的人是魚素（Pescetarian）主義者，只吃魚類而很少吃肉。洛馬・琳達人並不是遺傳基因跟別人有什麼不一樣，而是遵循「聖經式飲食」，像一千年前他們的祖先那樣。「聖經式

色香味的誘惑：
美食零嘴隱藏健康陷阱，色素、香精、防腐劑讓你的健康悄悄破產！

飲食」會比一般人多活十年，食物包括穀物、燕麥、全麥麵包、堅果、酪梨、無花果、蜜棗、魚和蔬菜，不吃糖只喝水以及豆漿。

　　過去的 20 年裡，全球支持素食的機構越來越多，聯合國糧農組織、世界衛生組織、美國飲食營養協會、英國醫學協會、德國癌症研究中心，均認為素食比肉食多出 20% 延年益壽的機率。美國加利福尼亞州洛馬·琳達大學（Loma Linda University）的研究顯示，素食男性平均年齡是 83.8 歲，而非素食男性的年齡為 73.8 歲。素食女性的平均年齡為 85.7 歲，比非素食女性長 6.1 歲，此項研究的參與者人數超過 96,000。

　　挪威卑爾根大學（University of Bergen）的研究團隊，研究不同飲食結構對壽命的影響，即以紅肉和加工食品為典型的西方飲食與以素食為主的水果、蔬菜、豆類、全穀物和堅果的飲食。結果發現，女性在 20 歲時開始健康飲食，可以多活 10 年以上；男性則可以延長 13 年的生命。如果從 60 歲開始健康飲食，女性可以延長 8 年的壽命，男性則可能增加 9 年的壽命。以素食為主的飲食方式甚至可以使 80 歲的老人受益，這個年齡的老年男性和老年女性可以多活 3.5 年。

　　美國哈佛大學公共衛生學院的研究人員，針對近 200 萬成年人長達 30 年的研究發現，蔬果的高攝取量與較低的

死亡風險有關。研究團隊先對美國護理師健康研究（NHS）和衛生專業人員追蹤研究（HPFS）的數據進行了分析，共涉及 108,735 名受試者，追蹤時間長達 30 年。同時，研究人員也彙整了其他 26 項研究中有關水果、蔬菜攝取與死亡風險的數據，這些數據涵蓋了北美、南美、歐洲、亞洲、非洲、大洋洲 29 個國家和地區的 1,892,885 名參與者。綜合以上 200 萬人的數據，在調整了其他因素影響後，研究人員發現：每天食用 2 份水果＋3 份蔬菜（每份 80 克），可能是延長壽命的最佳用量和組合。並非所有蔬果都能帶來降低死亡風險、延長壽命的好處。果汁和澱粉類蔬菜（如玉米、馬鈴薯），與這些益處之間並未發現關聯。綠葉菜（如菠菜、生菜、羽衣甘藍），及富含 β-胡蘿蔔素和維生素 C 的蔬果（如柑橘類水果、莓果、胡蘿蔔），都顯示可以降低疾病和死亡風險。

先前美國哈佛大學的研究團隊，曾經針對 209,298 位自願受試者（包含 166,039 位女性、與 43,259 位男性），長期追蹤達 26 年，分析其飲食習慣（葷食、健康的素食、不健康的素食）與心血管疾病的發生率，結果發現，長期食用健康素食的人，心血管疾病的發生機率最低；而長期食用葷食、或不健康素食的人，心血管疾病的發生機率都偏高，尤其是長期食用不健康素食的人，心血管疾病的發生機率比葷食者還高。這項研究結果刊登於《美國心臟病學會雜誌期

色香味的誘惑：
美食零嘴隱藏健康陷阱，色素、香精、防腐劑讓你的健康悄悄破產！

刊》（Journal of the American College of Cardiology）。

　　不健康的素食包含：可樂、汽水、奶酪、洋芋片、炸薯條、含糖果汁和糖果等。美國飲食協會宣稱，「規劃良好而適當」的素食，即使完全不吃動物及其產品的純素食，也都可以達到符合健康、營養充足的飲食，並且可以用來預防及治療某些疾病（如：糖尿病、心臟病、癌症），對健康有多重好處。素食者食物的選擇範圍比較狹窄，因此容易出現營養物攝取不均勻的現象，最常發生的問題是優質蛋白的攝取偏低。素食中的蛋白質品質較低，容易讓人過量進食，長期吃素難免會加重胃的負擔。優質蛋白很容易被人體吸收，它廣泛存在於動物性食品中，如肉、魚、蛋、奶等。植物中只有豆類含有優質蛋白，如果素食者豆類攝入不夠，就很容易缺乏優質蛋白。相對的，卻又常出現碳水化合物（醣類）、油脂的攝取偏高。素食者不吃動物性的蛋白質與脂肪，因此，素食者的食物應該是以蔬菜類、水果類為主，若每天食用足夠的豆類（植物性蛋白質），應該是很健康且均衡的飲食。但實際情況並非如此，許多素食的食材是加工過的，如：素肉、素雞、炸豆皮、炸豆腐……，不但油炸過（常因此產生反式脂肪），還添加許多「鹽」、「糖」、甚至「味精」，吃多了，不但熱量高，「高油」、「高鹽」、「高糖」，容易造成肥胖、糖尿病、高血壓、心血管疾病，這是值得注意的。

維生素 B12 只存在於動物性食物中（包含蛋、奶），全素素食者（不吃蛋、奶者）必須補充維生素 B12，否則可能引起月經失調、食慾下降、記憶力減退、惡性貧血等多種病症。尤其是素食的懷孕女性、以及產後餵哺母乳的素食女性，補充維生素 B12 是必須的，因為嬰幼兒若缺乏維生素 B12，會導致永久性的神經組織損傷。

澳洲一項為期 1 年涉及 5 萬人的大規模研究發現，素食者比肉食者更容易出現心理問題。研究人員指出，與肉食者相比，素食者喝酒抽菸更少，運動更多，但 28% 的素食者更容易得恐慌症和焦慮症，其抑鬱症的發病率也比普通人群高出 18%。根據調查，日本、秘魯、俄羅斯等地的長壽老人食用三分之一的肉類、乳酪等補充動物性蛋白質。

素食者如果長期以白米、白麵作為主食，很容易造成碳水化合物攝入過多，其他營養素攝入不足的情況。因此，建議把部分主食換成粗糧，如薯類、玉米、高粱、燕麥、蕎麥等。粗糧保留了更多穀物中的膳食纖維、維生素 B 群和礦物質，對預防便秘、腸癌、糖尿病、高血脂症、心臟病等有輔助作用。素食也要講究清淡，避免煎炸等高溫烹飪方法，盡可能地保留食材中的營養物質。

素食餐館常提供「健康」的五穀飯、紫米飯，而為了增加菜色變化，很多配菜也是澱粉類，例如南瓜、蓮藕、地瓜、芋頭、馬鈴薯等，素食者如果一大碗飯，再加上這

類配菜，全穀雜糧攝取過量，自然容易形成肥胖問題。市面上素魚丸、素肉排等各種素料加工食品，通常是以少許蛋白質加入大量澱粉、油脂、調味料而製成，使用的是大豆油、葵花油這類含有反式脂肪，容易發炎的油脂。麵筋、麵腸等常見配菜，油脂含量也都不低，長期吃下來是否健康可想而知。綠豆、紅豆、鷹嘴豆、小扁豆、青豆仁等食物，容易被誤以為是蛋白質，其實這些都是全穀雜糧類！很多素食者疑惑，已經吃得很清淡了，為什麼還瘦不下來？原因是整天的食物幾乎都是澱粉，缺少足夠的蛋白質。素食者應該避免百頁豆腐、炸豆包等含高油脂的黃豆類製品，以及素肉、素魚排、麵筋、麵腸等，製作過程添加澱粉、大豆油及果糖等調味的菜餚。

素食食材因為少了肉食，吃起來單調無味，因此許多市售的素食產品或素食餐廳，會使用較多的調味品或高油的烹調方式，加強食品的香氣或是口味，雖然增加了食品的適口性，卻同時容易導致素食者大量攝取鈉、糖與脂肪，反而對於健康產生不利的影響。建議民眾平時少攝取醃漬食物、調味濃重、精製加工、含糖量高及油脂熱量密度高的食品，養成少油、少鹽、少糖的飲食習慣，才能真正讓身體輕鬆無負擔！植物性食材在加工過程中，可能會流失許多營養素，如：膳食纖維、維生素、礦物質。許多素食加工食品利用大豆分離蛋白、麵筋、蒟蒻或香菇梗

等，製成類似肉類造型或口感的仿肉食品，如：仿雞、仿鴨、仿魚、仿火腿、素食全雞等，但為了使素食仿肉食品風味更佳，常會額外使用多種調味品或脂肪進行加工，所以建議素食者應多選擇新鮮食材，少吃過度加工食品。

不少人為了瘦身、擺脫疾病，追求健康而吃素，但有人卻愈吃愈胖，甚至便秘、生理期失調、營養不良，吃出一堆問題。吃素五大迷思，你犯了幾種？國人吃素講究精緻及口感，吃很多精製的碳水化合物（白飯、白麵條、麵包，甚至甜食等）及素食加工品（麵筋、麵腸、素肚、素肉等），這些食物多半熱量高，加工時加入大量油，或為了增加風味，採取煎、炸方式烹調，長期吃下來容易發胖，並衍生出高血脂、高血糖等代謝問題。有些茹素者篤信「蔬菜」是健康食物，每天應該大量吃，但吃太多蔬菜也會吃出健康問題。例如，長時間大量攝食蔬菜，其中的纖維會阻礙吸收重要的礦物質，如鈣、鐵、鋅、銅等；蔬菜裡的草酸（Oxalic Acid）、植酸（Phytic Acid）也會影響礦物質的吸收率。而吃進大量纖維，或者含吸水力強的果膠的水果，如蘋果、香蕉，又沒有喝足夠的水時，反而會導致排便困難。

再者，吃蔬菜容易有飽足感，但吃太多時，占據太多胃的容量，因而吃不下其他食物，這對於老年人或一些胃口小的人來說，可能造成熱量或蛋白質、脂肪，及其他重

色香味的誘惑：
美食零嘴隱藏健康陷阱，色素、香精、防腐劑讓你的健康悄悄破產！

要營養素攝取不足。市面上的素食食品或供應素食的店家，多半使用含多元不飽和脂肪酸比例較高的大豆油、葵花油。這一類油的性質不穩定，容易在高溫烹調的過程中，氧化而形成自由基，加速細胞老化導致癌症，因此不宜用來油炸及攝取過多。

此外，**麵包是許多婦女的最愛**，但市購的麵包常是高油、高鹽，有些含糖量還很高，當然不利於健康。

100 多年前，美國哥倫比亞大學醫學院解剖學教授喬治・薩姆納・亨廷頓（G.S.Huntington）博士所做的人體腸道解剖分析顯示：人類不適合肉食，而適宜素食。因為肉食性動物的小腸短，大腸直而平滑，素食動物的小腸長，大腸也長。而人類的腸子約是自己身高的 6 倍，並且來回排列，腸壁不平滑且重疊在一起，此種腸胃較適合素食。其實，從生理結構上來說，人類既不是草食動物也不是肉食動物，而是雜食動物，和動物界的近親黑猩猩一樣。因此，不加入雜食動物進行比較，非要讓雜食的人類在「肉食」和「草食」之間選邊站，根本不合乎邏輯。其次，不管是草食動物還是肉食動物，牠們生命中的主要活動就是覓食與進食。牠們只能吃「原生態」的食物，不會選擇加工、調配食物。而人類會對食物進行各式各樣的加工——換句話說，不管是肉食還是素食，人類吃的跟動物吃的簡直是天壤之別。用自然界的草食和肉食，來說明人類該吃

肉食還是素食，這種一刀切的方式，缺乏科學說服力。

　　現在國內便利商店與超市，愈來愈容易發現蔬食商品，但大家真的懂得如何選擇素食嗎？調查顯示，超過50%的國人選購素食會注意成分標示，但卻有逾63%民眾，不相信市售素食標示。素食者不信素食標示，多半與衛福部曾公布造假食品排行榜，以「素食摻葷」高居第一有關。台灣素食人口高達330萬人，素食人口比例高居全世界第三，僅次於印度和墨西哥，素食市場規模為600億台幣，反映素食已成為台灣飲食的重要趨勢。美國《有線電視新聞網》（CNN），曾經報導台北為「世界十大素食友善之都」。全台灣有超過6,000家素食餐廳，全國第一家素食星巴克出現在新店慈濟醫院，醫院的地下室還有占地800坪，堪稱全亞洲最大的素食美食街。7-11看準消費者健康意識抬頭，全球吹起蔬食飲食風潮，2020年起提倡全民蔬食運動，不僅積極布局蔬食，推出蔬菜增量的商品，更延伸至素食類別，持續增加綠色菜單比重，建構友善「輕蔬簡素」生活型態專門店，成功帶動「綠金」業績。

　　素食有益健康，小心不能吃錯！素食者對以下5個陷阱一定要避開！

1. 油太多：素食第一個錯誤就是用油太多，常常用油熱炒。素菜應用水煮、蒸煮、川燙、慢燉，才能保存食物的營養。

色香味的誘惑：
美食零嘴隱藏健康陷阱，色素、香精、防腐劑讓你的健康悄悄破產！

2. 缺乏優質蛋白質：蔬菜和水果的蛋白質含量較低，需要依靠穀類、豆類食物以及堅果類食物補充優質蛋白質。

3. 調味料過重：素菜的味道太重，忽略了食物的原味。

4. 豆類加工品太多：素食者平常大量食用豆類加工品，這些加工品大多含有防腐劑、色素、香料。

5. 少碰糕點含糖飲料：糕點含糖飲料化學添加物太多，傷害腸道的健康。

2024 年全球素食人口比率

排行	國家	比率（％）
1	印度	39
2	墨西哥	19
3	台灣	14
4	以色列	13
5	澳洲	12.1
6	阿根廷	12
7	芬蘭	12
8	瑞典	12
9	奧地利	11
10	丹麥	10

資料來源：聯合國糧食農業組織

■ 孩童吃這些零食飲料智商下降 5.5 分

超商裡各式各樣的糖果、餅乾、麵包、飲料，五顏六色，吸引孩童的目光，但這些美味的點心、飲料，卻隱藏健康陷阱。孩童長期食用含有人工色素、香精、防腐劑的零食、飲料，容易產生下列問題：1. 容易引發孩子過動；2. 影響孩子的智力發展；3. 導致肝腎功能不全；4. 誘發過敏反應；5. 增加致癌的機率。

消基會公布市售零食調查報告，21 件檢測產品中，多達 10 件檢測出對兒童健康有害的色素：黃色 4 號、黃色 5 號和紅色 40 號色素，雖符合國內食品法規，但這三類色素已遭歐美各國禁用。黃色 4 號（Tartrazine）是一種人工合成的黃色偶氮染料（Azo Dyes）來自煤焦油（Coal Tar）。黃色 5 號（Sunset Yellow）是一種人工合成的偶氮類酸性染料，是從石油中製造出來的芳香族烴類（Aromatic Hydrocarbon）。黃色 4 號、黃色 5 號、紅色 6 號和紅色 40 號已經由英美研究指出，「兒童吃進過量的人工色素，容易出現注意力不集中或過動的情況，引發兒童行為過激。」

人們普遍感覺現今的小孩越來越任性、頑皮、反叛、情緒不穩定、脾氣暴躁、自制力差，越來越難管了，這與過量進食那些兒童偏愛的誘人彩色零食中的合成色素有關。消基會抽查市面上的食品，發現濃縮果汁、乳酸冰棒

色香味的誘惑：
美食零嘴隱藏健康陷阱，色素、香精、防腐劑讓你的健康悄悄破產！

和多數蜜餞，都含有這類色素。食用添加藍色 1 號、黃色 4 號、紅色 7 號等色素的食品，易導致孩子罹患氣喘的比例增加 2 倍，其他過敏症狀，像是：支氣管哮喘、蕁麻疹、血管性水腫、鼻炎、異位性皮膚炎等疾病則增加 3 倍。

　　根據英國南安普敦大學（University of Southampton）心理學院教授唐娜‧麥肯（Donna C.McCann）博士、吉姆‧史蒂文森（Jim Stevenson's）博士，發表在世界著名權威醫學期刊《柳葉刀》（The Lancet）上，針對兒童攝取食品添加物如色素、防腐劑後的表現做研究與觀察，是「色素導致過動」最廣為人知且被大量引用的文獻。這項研究是英國食品標準管理局（FSA）撥款 150 萬英鎊（台幣 6,150 萬）委託進行的，研究結果顯示，有 6 種人工色素包括台灣允許使用的食用黃色 4 號（Yellow #5，E102）、食用黃色 5 號（Yellow #6，E110）、食用紅色 6 號（Red #8，E124）和食用紅色 40 號（Red #40，E129），會影響兒童的智力，嚴重時可導致兒童的智商（IQ）值下降 5.5 分。研究計畫負責人麥肯教授、史蒂文森教授的研究結論指出，上述六種人工色素以及苯甲酸鈉（Sodium benzoate，防腐劑）的毒性好比「含鉛汽油」。1980 年代初，曾有科學家就「鉛」對兒童智力的影響進行研究。當時的研究發現，體內含鉛量高的實驗對象，比含鉛量低的實驗對象，智商低 5.5 分，這與他們關於食品添加物的研究結果非常相似。含鉛汽油於

2000 年被淘汰出燃油市場，在此之前，科學家對含鉛汽油的警告長達 20 年。麥肯教授、史蒂文森教授並要求英國食品標準管理局，用天然色素替換這 6 種人工色素。孩童過動及注意力不集中，是目前常見的行為異常，造成孩童的學習困難和父母照顧上的困擾。例如，三歲幼兒無法專心玩一個玩具或做一件事，八歲兒童不能專心玩十五分鐘的電腦。

目前國內法規對於合法的人工食用色素（共有 8 種，分別為藍色 1 號、藍色 2 號、綠色 3 號、黃色 4 號、黃色 5 號、紅色 6 號、紅色 7 號、紅色 40 號），卻沒有使用限制。黃色 4 號被廣泛用於製作薯片、果醬、糖果、飲料，可能引起過敏反應，如哮喘、蕁麻疹、過動症、睡眠障礙、DNA 損傷等，歐洲國家已發出嚴重警告，目前在美國、奧地利和挪威已完全禁止使用。黃色 5 號主要用於食品：餅乾，蛋糕、果凍，可能引發胃部不適、腹瀉、嘔吐、蕁麻疹，皮膚腫脹（血管性水腫）和偏頭痛，黃色 5 號在芬蘭、挪威等國家已禁用。紅色 6 號常用於餅乾、果凍、果醬、調味醬、清涼飲料、糕點等食品，美國禁止使用紅色 6 號。紅色 40 號常用於食品：冰淇淋、雪糕、棉花糖、糖果、酸奶，早餐穀類食品：穀物棒、熱狗、沙拉醬、披薩、飲料，長期食用可能是發炎性腸道疾病（IBD）的潛在誘因，包括克隆氏症（Crohn's Disease）和潰瘍性結

色香味的誘惑：
美食零嘴隱藏健康陷阱，色素、香精、防腐劑讓你的健康悄悄破產！

腸炎。這種色素直接破壞了腸道屏障功能，增加了血清素（Serotonin），這是一種在腸道中發現的激素（神經遞質），隨後改變了腸道微生物群的組成，導致對結腸炎的易感性（易罹病）增加。紅色 40 號則在丹麥、挪威等國已禁用。

美國食品藥物管理局（FDA）最近（2024 年 3 月）執行大規模的食品召回行動，包括 190 萬瓶 500 毫升裝的知名礦泉水品牌「斐濟水」（Fiji Natural Artesian Water）、果汁、氣泡水、汽水等 28 種飲料，因為在斐濟水內除了測出礦物質錳以外，還發現竟然含有 3 種細菌，錳含量過高甚至會導致大腦損傷。飲料則是因食用色素涉及罹癌風險而被召回，食用色素被驗出含有對人類與動物有害的聯苯胺（Benzidine）。這些色素包括台灣允許使用的紅色 40 號（Red #40，E129）、黃色 4 號（Yellow #5，E102）和黃色 5 號（Yellow #6，E110）。防腐劑苯甲酸鈉，常用於沙拉醬、碳酸飲料、果醬和果汁、泡菜、調味料、優格和止咳糖漿。

食藥署應重新評估人工色素的使用限制，或是比照美國與歐盟的做法，在食品包裝明確標示：人工食用色素恐對兒童造成不良影響的警語，確保消費者的權益。

美國的食品企業在美國使用人工色素，但是在歐洲卻使用天然色素。連糖果巨頭瑪氏（Mars）企業集團，也逃不過這樣的命運。在美國本土使用人工色素進行著色的瑪氏糖果，卻不得不在銷往歐洲的糖果中使用天然色素。這

一切都是因為歐洲地區已明令禁止在大部分食品中使用人工色素。美國瑪氏企業集團是世界最知名的巧克力、口香糖、薄荷糖和糖果製造商，根據知名糖果產業雜誌《糖果工業》（Candy Industry）發布的《2024年全球糖果百強榜》顯示，全球糖果銷售排名，瑪氏企業連續11年高居榜首（糖果年度銷售額高達220億美元）。瑪氏發表聲明稱將去除所有食品中的人工色素，卡夫（Kraft）、雀巢（Nestlé）、通用磨坊（General Mills）等世界前幾名的食品企業，也都發表了類似的聲明。瑪氏堅稱，這一轉變並非對健康的擔憂，而是為了「滿足不斷變化的消費者喜好」。雖然人工色素影響人類健康背後的科學依據尚無定論，但消費者對天然健康的追求卻是真實的。

美國有一家成立87年，備受消費者喜愛的「培珀莉農場」公司（Pepperidge Farm），採用有機小麥製成金魚造型（Goldfish）的餅乾（採用非基因改造成分製成），100%純正起司烘烤，不含人工香料、人工色素、糖分或防腐劑，採用天然色素，所有顏色均源自植物：甜菜、惠托（Huito）、西瓜濃縮汁和薑黃。美國人每年約吃掉1,500億片該公司生產的金魚造型餅乾（Goldfish），如果從頭到尾串連起來，可以繞地球60圈。

孩子喜愛的零食、飲料，往往不只含有人工色素，還可能添加防腐劑、抗氧化劑、高果糖玉米糖漿、人工香料

色香味的誘惑：
美食零嘴隱藏健康陷阱，色素、香精、防腐劑讓你的健康悄悄破產！

等化學成分，甚至是砷、鉛等重金屬，嚴重危害健康，爸媽不能不慎選。下次你帶孩子到麵包店時，如果孩子說：「哇！這家店的麵包好香喔！」就表示麵包加了人工香精。

根據中華民國兒童福利聯盟及英國《學齡兒童健康行為調查》（Health Behaviour In School-Aged Children，HBSC）調查進行比較，台灣有 41.5%學童平均每天至少吃一次甜食，比起國外學童（HBSC）的 25%高出許多，此外，台灣學童每天至少喝一次含糖飲料的比例高達 48.8%，等於將近每兩個學童就有一個天天喝含糖飲料，是國外學童平均（16.0%）的三倍之高。進一步按照年齡及性別跨國比較，在 45 個國家中，平均每天至少吃一次甜食各年齡層女生及 15 歲男生的排名皆高居第二，每天至少喝一次含糖飲料的排序中，無論年齡及性別皆在各國中排名第一。HBSC 研究是一項國際研究，調查學齡兒童健康行為（HBSC），是世界衛生組織（WHO）的跨國合作研究，旨在增進對青少年健康的了解。國內孩童平均每日經由含糖飲料攝取高達 144Kcal 的熱量，約為 36 克糖，世界衛生組織建議應少於 25 克。

不健康請少喝的兒童飲料，每 100 毫升（ml）的熱量／含糖量：
· 珍珠奶茶 108 大卡／含糖量 7.1 克。

- 可樂 42 大卡／含糖量 10.6 克。
- 可爾必思 39 大卡／含糖量 8.7 克。
- 果汁 47 大卡／含糖量 8.9 克。
- 汽水 34 大卡／含糖量 8.6 克。

　　街頭巷尾隨處可見甜蜜蜜的含糖飲料誘惑，為了孩子的健康，爸媽絕對需要審慎選擇。含糖飲料會對孩子造成如下的危害：

1. 增加兒童肥胖的機率。
2. 造成兒童貧血與營養不良的問題。
3. 影響兒童鈣質的吸收和利用。
4. 引起兒童蛀牙問題。
5. 降低兒童的睡眠品質與學習能力。

　　美國兒科醫學會建議：讓兒童多喝現榨的果汁或果菜汁，6 個月以下的孩子不給現榨的果汁或果菜汁，1 歲～6 歲兒童每日分量 120cc～180cc，6 歲以上則是 240cc～360cc。

　　建議為人父母者平日只準備三種飲料：白開水、新鮮現榨的果汁以及牛奶，當孩子從小習慣喝這些健康飲料，日後自然會遠離有害身體的含糖飲料。如果孩子常常情緒亢奮、坐不住，平常安靜乖巧，有時候顯得興奮異常，晚上也睡不好，請小心孩子可能有咖啡因過量的問題。孩子

色香味的誘惑：
美食零嘴隱藏健康陷阱，色素、香精、防腐劑讓你的健康悄悄破產！

喜歡吃的巧克力冰淇淋、可樂、巧克力糖、巧克力蛋糕、巧克力餅乾、巧克力奶茶等等，都含有咖啡因。幼兒還在發育階段，新陳代謝功能較差，所以為人父母者，應避免讓 12 歲以下的孩子吃含有咖啡因的食品。

孩子喜愛的各式麵包、餅乾、零食、肉鬆、魚鬆、牛肉乾、肉乾等食品中，常含有反式脂肪（Trans Fat），台灣食品衛生管理法規定「食品中每百克反式脂肪含量在 0.3 克以上，就必須強制標示」。但依照世界衛生組織（WHO）的標準，幼兒完全不應接觸反式脂肪，成人每天反式脂肪的攝取量則應低於總熱量的百分之一，如果以成人一天兩千大卡來計算，反式脂肪一天的攝取量只要高於 2.2 克就超標了。爸媽如果沒看出標示上的陷阱，仍舊可能造成家人飲食的風險。當食品包裝上反式脂肪標示為「0」，並不表示百分之百未含有反式脂肪。依台灣食品衛生管理法規定，每 100 克或 100 毫升的食品中，反式脂肪未達 0.3 克（如：0.29 克）的標準可不標出。

爸媽在選擇奶油及各類食品時，請記得仔細看看食品的成分表，只要發現成分中出現了「起酥油」、「棕櫚油」、「氫化植物油」、「部分氫化植物油」、「人造奶油」、「人工奶油」、「人造植物奶油」、「植物性乳化油」，就表示該產品含有反式脂肪。反式脂肪通常藏在下列這些食物或油脂裡：

無包裝或散裝食品

- 酥皮類食品：酥皮濃湯、鳳梨酥、叉燒酥、蛋塔、千層派。
- 油炸食品：炸雞、炸薯條、臭豆腐、油條、鹽酥雞、甜甜圈、油炸速食麵等。
- 烘焙用油製品：鬆餅、可頌、各式各樣的麵包，包括紅豆麵包、奶油麵包、菠蘿麵包、起酥麵包、大蒜麵包等等。
- 其他：沙拉醬。

包裝食品

- 餅乾：洋芋片、巧克力棒、夾心派、蛋捲、捲心酥、科學麵等。
- 飲料：珍珠奶茶、三合一咖啡、添加人造奶精的飲料。
- 其他：牛軋糖、太妃糖等糖類。

■ 台灣常見的危險食品

　　讓消費者知道目前國內具有高風險的食物有哪些非常重要，這些食物建議大家少吃為妙，以免誤食毒素而不自知。食物的風險與烹調的方式也有密切的關係，目前國外很多研究報告已經證明，只要肉品過度加熱，致癌物質一定會形成，而且種類很多，加熱愈劇烈，致癌物質的量愈高，這個結果目前是無庸置疑的。台灣傳統的食物滷肉飯

色香味的誘惑：
　　美食零嘴隱藏健康陷阱，色素、香精、防腐劑讓你的健康悄悄破產！

是國民美食，一碗樸素白飯淋上香噴噴的滷汁，美味瞬間爆表，更是許多民眾的最愛！但你可能不知道，滷汁反覆加熱，恐有安全上的疑慮。有時候一大鍋滷肉擺那邊，滷多久根本不知道，有些業者還宣稱已經滷幾個禮拜或滷幾個月，有的人認為愈滷愈香，但這是非常嚴重的安全問題。一直重覆滷的滷汁就像煮火鍋一樣，可能造成「普林」（Purine）過量，普林是蛋白質代謝的產物，過多恐造成尿酸過高，容易誘發痛風。獲得 2023 年全球前 2% 頂尖科學家殊榮，輔仁大學食品科學系教授陳炳輝的研究指出，滷汁反覆加熱，將產生更多膽固醇氧化產物（Cholesterol Oxidation Products，COPs）、多環芳香族碳氫化合物（PAHs）及雜環胺（HCAs）等致癌物。他強調滷肉加熱時間勿超過 3 小時，否則不僅營養會流失，也會提高心血管疾病風險。另外，茶葉蛋久煮也會產生膽固醇氧化產物。他以最常見的滷肉為例，使用肉製品、醬油、冰糖、水後，持續加熱，立刻產生膽固醇氧化產物。

研究顯示加熱時間愈長，膽固醇氧化產物濃度愈高，加熱 4 小時，即產生 35ppb（parts per billion，十億分之一濃度），12 小時產生 64ppb，24 小時產生 78ppb。陳炳輝教授指出：「使用陳年滷汁、萬年滷汁滷出來的肉比較好，絕對是錯的觀念。」

陳炳輝教授解釋，COPs 經動物實驗具有致癌性。但由

於日常煮食產生量極少，因此各國尚無食用安全限量規定，雖然目前COPs的人類致癌證據仍不足，但由於滷製品含高鈉、高脂，還是要控制攝取量，避免影響心血管健康。

滷味若反覆長時間加熱，甚至數十年沒換過滷汁，就可能產生過量COPs。他也提醒，世界衛生組織（WHO）宣布紅肉屬於第一級致癌物質，加熱後會產生雜環胺。同樣的道理，肉品在滷汁中不斷烹煮，也會產生雜環胺（Heterocyclic Amines）。雜環胺有很強的致癌和促癌特性：誘發DNA的突變、產生原始癌細胞、促進癌細胞的增生、抑制癌細胞的死亡、促進癌組織的血管生成、使癌長得更大、促進癌細胞的轉移，以上每一個特性都有很多實驗證明。當滷汁有10%的醬油和1%的冰糖時，可降低60%的COPs生成。但滷汁一旦烹煮肉、蛋類，滷汁中就會產生膽固醇氧化產物、雜環胺等，增加心血管疾病風險。

另外，蔥、薑、蒜、洋蔥同樣也有減少氧化膽固醇與抗氧化的效果，鳳梨心則可縮短燉煮時間，大約30分鐘肉就軟了，同時也可替代糖。燉煮30分鐘～40分鐘，就可把料都拿起來分裝保存，以免浸泡過久偏鹹，同時把滷汁濾掉雜質、撈出辛香料，下次加熱時再加入新的蔥、薑、蒜、洋蔥，可以再次減少氧化膽固醇的含量。台南擔仔麵的滷汁都是上百年的，平常那麼多人在夜市吃東西，不曉得有沒有針對夜市攤販販賣的鹽酥雞、滷味、肉類燒烤去

色香味的誘惑：
美食零嘴隱藏健康陷阱，色素、香精、防腐劑讓你的健康悄悄破產！

調查。以牛肉麵為例，若牛肉滷得太爛的話，當然是高風險，問題是好像有的消費者不在乎，照吃不誤，有人說聞香下馬，管它的，對年紀大的人，煮得愈爛，搞不好愈喜歡吃。

台灣是世界上大腸直腸癌發生率名列前茅的國家，洗腎率世界第一，癌症連續 42 年，蟬聯國人 10 大死因第一名、心血管疾病連續 28 年，蟬聯 10 大死因第二名，有多少人會認為這些病症與滷肉飯、茶葉蛋、油炸食物（包括：炸雞、炸薯條、炸排骨、鹽酥雞）有關？

現代人汲汲營營於工作，忙碌的上班族三餐不固定，外食機會高。自助餐店、便利商店方便且迅速的各式便當、微波食品成為現代人的首選。尤其是台灣自助餐店、便利商店、夜市、早餐店販賣的高油、高糖、高鹽的食品，消費者往往趨之若鶩，根本不在乎它們對自身健康的危害。

吃速食或是鹽酥雞、吐司、微波爆米花等食物使用的紙袋，披薩盒、自助餐的餐盒，塗層會使用氟化表面活性劑（PFAS），這是種化學物質，長時間接觸，有可能導致肝功能異常、新陳代謝異常、精子數目減少、腎臟癌、睪丸癌、孕婦罹患妊娠高血壓和子癇前症等等。因其防水性佳、抗油、耐高溫、耐腐蝕等多種特性，被廣泛使用於速食包裝紙袋、半導體、軟性隱形眼鏡、不沾鍋，化妝品中

也能見到它的蹤跡。該成分難以分解、可長期存在環境中，並在人體積累，被稱為「永遠的化學品」。

　　丹麥是全球第一個杜絕 PFAS 進入食品供應的國家。美國加州大學柏克萊分校化學家阿琳・布魯姆（Arlene Blum）博士表示，「我們祝賀丹麥在健康食品方面處於領先地位，並希望這將促進歐盟、美國和全球範圍內的類似行動。」歐盟則在去年根據德國、荷蘭、挪威、丹麥與瑞典等五國的聯合提案，提出禁用 PFAS 化學物質，最快 2025 年或 2026 年上路，顯示歐盟已將 PFAS 汙染，視為極為嚴重的環境危機。國際企業如蘋果電腦（Apple）也明文規定它的供應鏈廠商，若在蘋果產品使用的材料中含有 PFAS，必須善盡告知義務；瑞典家具品牌 IKEA 也宣布，含有 PFAS 的塗料不得使用在 IKEA 家具當中。

　　那麼 PFAS 到底存在著何種風險，讓立法機構不得不這樣大規模掃蕩？這樣的決策是否恰當？要釐清這件事，或許得從一切的起源──聚四氟乙烯（Polytetrafluoroethylene，PTFE，俗稱鐵氟龍、塑料王）開始講起。2019 年上映的史實翻拍電影《黑水風暴》（Dark Waters），描述一位專精於環保法規的律師受到美國西維吉尼亞州農夫請託，調查當地多起牛隻的死因。農夫們發現農場的母牛出現不明原因的腫瘤、牙齒發黑、發狂甚至死亡的情形，而這一切的怪異現象都被懷疑與當地生產鐵氟龍（Teflon）的杜邦化工廠有所關

色香味的誘惑：
美食零嘴隱藏健康陷阱，色素、香精、防腐劑讓你的健康悄悄破產！

聯。結果發現鐵氟龍的製造過程會使用一種獨特的 PFAS 作為介面活性劑——全氟辛酸（Perfluorooctanoic Acid，PFOA）。杜邦將含有 PFOA 的廢棄物傾倒在農田，並且將有毒廢水排放至河流，汙染當地環境，最終被律師發現這些不法行徑，成功替受害的民眾討回公道（自 2014 年以來，鐵氟龍鍋的生產過程中，就不再添加有毒化學物質 PFOA）。

美國國家毒理學計畫（National Toxicology Program，NTP）對 SD 大鼠餵食全氟辛酸（Perfluorooctanoic Acid，PFOA），進行致癌性研究，於 2023 年 2 月發布研究報告。報告指出，有明確證據顯示 PFOA 會造成雄性大鼠致癌活性增加，有一些證據顯示 PFOA 會造成雌性大鼠致癌活性增加。不過，人和動物的毒理作用畢竟不完全相同，目前並沒有直接證據證實 PFOA 會導致人類罹患癌症，但光是這些潛在的威脅，就不得不讓人們更正視 PFOA 所導致的健康、環境問題，深怕更大的威脅就埋在還沒研究到的領域當中。除了這些可能的毒性，PFOA 更讓人棘手的是它極端的環境持久性及生物積累性。根據美國疾病管制與預防中心（CDC）的數據，PFOA 在人體的半衰期大約是 3.5 年，一旦進入體內就會依附在血漿蛋白（Plasma Protein）上，隨著血液滲透到人體的各個角落，而且很難完全消失。

至於生活中常見的用途，除了用於製造不沾鍋的鐵氟龍外，當 PFAS 應用在炸物包裝時，顧客也不再需要擔心食

物的油脂滲透紙容器，弄髒雙手；在歐美國家努力根除
PFAS 之餘，大家莫不希望所有 PFAS 在明天太陽升起的瞬
間，就化為烏有，從地球上消失不見。但代價若是從此以
後，不再有人工智慧（artificial intelligence，AI）、性能強大
的手機，你是否還願意呢？

　　除此之外，餐飲業者、食品業者會利用各式各樣的添
加劑，使食物吃起來更美味可口，外觀更鮮豔迷人。逢年
過節的時候，糖果或應景肉品出現漂白劑、防腐劑和其他
相關添加物：硝酸鹽或亞硝酸鹽、染色劑。亞硝酸鹽會與
肉中的多種胺（Amines）結合形成亞硝胺（Nitrosamine），
可能使人產生肝、胃腸與肺等部位的癌症。食安問題所影
響的後果是深遠、可怕、殘酷的。

台灣常見十項危險食品

危險食品	危險因子
1. 花生、花生粉、花生醬	黃麴毒素
2. 辣椒粉、胡椒粉、咖哩粉	蘇丹紅
3. 鯊魚、旗魚、鮪魚	汞（甲基汞）
4. 珍珠奶茶	糖、毒澱粉
5. 魩仔魚	漂白劑、過量的鹽
6. 生菜沙拉	農藥、寄生蟲
7. 鳳梨蝦球	硼砂
8 豬肝、豬腎、豬肺	瘦肉精

色香味的誘惑：
美食零嘴隱藏健康陷阱，色素、香精、防腐劑讓你的健康悄悄破產！

9. 咖啡粉	赭麴毒素
10. 小章魚	浸泡藥水

台灣外食人口調查

外食的形式	13 歲～ 64 歲的百分比	人口數
三餐都外食	68%	超過 1,200 萬人
早餐外食	65%	超過 1,150 萬人
午餐外食	80%	超過 1,410 萬人
晚餐外食	60%	超過 1,060 萬人

資料來源：行政院主計處外食人口調查

■ 食品大廠高老闆的真心話

　　有人問義美食品的高老闆，哪一樣食品最難做？答案是花生，高老闆表示，雖然台灣花生到處都有，但要找到合乎規定、安全、乾淨的花生很困難。大家都怕花生的黃麴毒素（Aflatoxin），但花生除了在保存過程中會產生黃麴毒素之外，就連栽種的土壤也帶有黃麴毒素。義美食品曾經從越南進口花生，可是檢驗都不合格，最後只好放棄。他說食安要追本溯源，單靠檢驗不能解決所有問題。像雞蛋，台灣一天要吃掉 2,200 萬顆雞蛋，但完全合乎規定，安全的雞蛋占有的比例很低，因為從雞農養雞開始，是圈養

或放養？品質不一樣，義美經常要為好雞蛋傷腦筋。台灣還有土地的問題，植物寄生性線蟲入侵，農民只好不停地灑農藥，土質愈來愈劣化。如果源頭有問題，食安很難落實，也很難讓消費者放心！

溫暖、潮濕的環境及充足營養的基質是黴菌生長的主要條件。台灣屬亞熱帶氣候，西部許多主要城市年平均溫度 25℃～32℃、相對濕度均在 75％以上，梅雨季時更高達 90％以上，是有利於黴菌生長的環境。黴菌所含的毒素以黃麴毒素對人類的威脅最大，黃麴毒素常見的類型為 B1、B2、G1、G2 等，這些類型能對人體與動物的肝臟產生高度的毒性以及致癌性，其中以 B1 的毒性最高，是砒霜的 68 倍、氰化鉀的 10 倍，會對肝臟造成傷害，甚至致癌！在自然界所有物質中，毒性名列第一，被國際癌症研究組織列為一級致癌物。微量持續攝入，會造成慢性中毒、誘發肝癌、胃癌、腎癌、直腸癌等。如果在生活中注意一些細節，記住下面三個「三字經」，就能有效避免、減輕它的危害。

1. 小心選：不要購買包裝已破損或發霉的食物，儘量選擇小包裝。

2. 認真洗：黃麴毒素多存在於顆粒食物的表面，烹飪花生、玉米等食物前要淘洗乾淨，搓洗可去除表面附著的毒素。筷子、菜板等廚具的裂紋中，容易藏匿食物殘

🍃 色香味的誘惑：
美食零嘴隱藏健康陷阱，色素、香精、防腐劑讓你的健康悄悄破產！

渣，讓黃麴毒素有機可乘，因此清洗時應先泡一泡，軟化表面的食物殘渣，洗後瀝一下水，放在乾燥、通風處晾乾。筷子要頭朝上放，菜板懸掛起來，不要貼牆放置或平放在台面上，每次使用前最好再用自來水沖洗一次。

3. **乾燥藏：** 盡可能不要囤積食品，最好放在低溫、通風、乾燥處。花生、核桃等最好買帶殼的，曬乾後用保鮮盒等密閉儲存。

查詢歐盟食品和飼料快速預警系統（RASFF）發現，自2023 年起通報存在黃麴毒素汙染案件超過 130 件，通報項目中多件為消費者經常食用的花生（含相關製品），開心果及無花果產品也有多件通報。

花生也是台灣的國民美食，如果你對花生過敏，就無法品嘗美食，包括肉粽、滷味、豬腳湯、燒仙草、刈包、豬血糕、春捲、湯圓、冰淇淋捲。台灣的花生醬幾乎都是進口的，原產地卻可以標示台灣製造，消費者只好自求多福了。

花生醬是台灣不少人搭配早餐的首選，沒想到台灣知名花生醬，疑似傳出食安事件，遭香港消費者委員會測出黃麴毒素超標。香港消委會測試 20 款花生醬結果發現，其中 12 款檢出黃麴毒素，值得注意的是，台灣的知名花生醬含量最高，每公斤含有 4.94 微克，超出歐盟的 4.0 微克上

限。食藥署抽驗市售花生製品，違規率逾一成，也曾經在越南進口的芝麻花生糖，驗出一級致癌物黃麴毒素，尤其毒性最強的黃麴毒素 B1，更超標 3.5 倍。但是其包裝寫的都是繁體中文，難以辨識是進口食品。事實上，國外的花生新鮮度較低，加工以及保存技術不及台灣，品質較不穩定。國內食品業者進口較便宜的花生，製成各種加工品在國內銷售，依照現有的法規，可以標註為原廠地為台灣，消費者根本無法判斷自己所吃的花生加工品是否為台灣製造。

清華大學化學系榮譽教授凌永健博士表示，除了過敏以外，花生醬曾經出現的嚴重食安事故分別是沙門氏桿菌（Salmonella）和黃麴毒素。2008 年～2009 年間，美國花生公司（Peanut Corporation of America） 前 老 闆 帕 內 爾（Stewart Parnell），因販售感染沙門氏桿菌的花生醬，導致 9 人在食用後中毒死亡，有數百人受到感染，被重判 28 年，為美國史上判刑最重的食安事件。長期在飲食中攝取過多的黃麴毒素，容易誘發慢性病，導致肝細胞突變，造成肝癌，B 型、C 型肝炎患者和帶原者、大腸直腸癌、食道癌。

食藥署發布的《食品中真菌毒素限量標準》第二條規定，花生類食品中的總黃麴毒素限量，不得超過 15ppb。消基會針對花生醬黃麴毒素的檢測結果，在 20 件花生醬樣品

色香味的誘惑：
美食零嘴隱藏健康陷阱，色素、香精、防腐劑讓你的健康悄悄破產！

中有半數驗出黃麴毒素，然而，檢出量在 0.2ppb～9.1ppb 之間，均未超出法定限量。凌永健教授補充，雖然消基會的抽驗結果沒有出現黃麴毒素超標的情況，但若長期食用受黃麴毒素感染的花生醬，仍有可能影響身體健康。**黃麴毒素累積性強，達 90%，一般人可能吃了一年、三年、五年、十年，直到肝功能異常才發現。**

就花生醬而言，倘若加工前的花生原料沒有妥善儲存，種植時殺菌工作不到位，沒有噴灑足夠的農藥，可能會受黴菌感染。加工時，廠房內的衛生條件不佳，存放處不夠乾爽，黴菌也就有機會乘虛而入、產生黃麴毒素。最後，無論是販售場所，還是家居中，只要是高溫潮濕的環境，也都可能會受到黴菌的威脅。

黃麴毒素大多數是在無知的情況下誤吃，凌永健教授表示，想要避免食用到含有黃麴毒素的花生醬，除了廠商須做好源頭管理之外，消費者亦要謹守三大原則：一，選購花生醬時，確認商品包裝是否完整，販售環境如何，並盡可能選擇信譽良好的廠商。二，把花生醬帶回家後，最好將花生醬密封保存，以防受熱受潮。三，將花生醬開封後，必須盡快食用，若發現有霉味、變色或過期的情況，務必丟棄，不可繼續食用。

消費者文教基金會有鑑於花生製品、開心果、無花果及菱角為消費者喜食的食品，花生製品如花生醬、花生粉

等也曾多次被抽驗出黃麴毒素超標。2023 年 7 月間，至雙北地區的蔘藥行、雜糧行、食品行、夜市攤販及電商平台，共計採得 15 件樣品，其中花生、花生醬及花生粉 8 件，開心果及無花果各 3 件，水煮菱角 1 件。針對花生、花生醬及花生粉、開心果、無花果及即食菱角進行黃麴毒素調查測試，檢測結果：其中 3 件花生粉全數檢出。花生粉用途很廣，消費者喜食的潤餅、刈包、麻糬或食用粽子、米血糕、烹調料理時作為沾料等，幾乎是各年齡層都喜愛的味道，然而花生粉含黃麴毒素的新聞經常上榜，消費者在食用及選購時，還是要特別當心！要避免吃進黃麴毒素，花生類食品買回來之後要盡快吃完，沒吃完的千萬不要放進冰箱保存，因為黃麴毒素最喜歡潮濕的環境，如果真的要放在冰箱，保存的罐子一定要真空密閉。黃麴毒素的耐熱溫度相當高，需要攝氏溫度 260 度以上的高溫烹煮，才會被消滅。許多人以為黃麴毒素只有花生才有，其實不盡然，含有黃麴毒素的食物不少，例如玉米、豆類、牛肉乾、乾果類，葡萄乾、蔓越莓乾等、受潮的咖啡豆、其他的堅果和種子，像是杏仁、核桃、芝麻等，也都有可能發現黃麴毒素。

食藥署 2024 年 5 月 29 日舉辦例行食藥安全管理說明記者會，公布市售食品最常見的過敏原，國人 4 歲～18 歲以及成人的食物過敏盛行率，最近 15 年來增加兩倍，全台

色香味的誘惑：
美食零嘴隱藏健康陷阱，色素、香精、防腐劑讓你的健康悄悄破產！

灣大約有 250 萬人過敏。不但過敏有增加的狀況，年齡越小者對花生、堅果過敏的人數越來越多，一舉打破過去認為只有在國外出生、長大才易對花生過敏的觀念。林口長庚醫院針對逾萬人進行的台灣食物過敏大調查結果顯示，國小學童過敏排行榜前三名為：有殼海鮮、花生、雞蛋；國中學生及成人前三名相同，為：有殼海鮮、魚、花生。

台灣食物過敏大調查

	國小學童	國中學生	成人
第一名	有殼海鮮	有殼海鮮	有殼海鮮
第二名	花生	魚	魚
第三名	雞蛋	花生	花生
第四名	水果	雞蛋	水果
第五名	牛奶	牛奶	牛奶

■ 黑咖啡讓你活得更久

遙遠國度的北歐國家，對我們來說，是一個浪漫，又充滿童話故事般美麗的國家。聯合國發布了 2024 年《世界幸福報告》，在全球 156 個國家和地區中，芬蘭連續 7 年被評為「全球最幸福國家」，緊隨其後的分別是丹麥和冰島。而台灣在總分 10 分的評比中拿下了 6.5 分，位居全球第 31

名，領先鄰近的日本（第 51 名）、韓國（第 52 名）、與香港（第 86 名）。

芬蘭是世界上第一個實現 98% 的廢物被循環利用的國家，森林覆蓋率達到 73%，深夜裡能看到陽光或在極光照射的玻璃冰屋內沉沉睡去。芬蘭人癡迷於洗三溫暖，該國有 300 多萬個三溫暖浴室，而人口僅有 550 萬人。芬蘭也是世界上平均壽命最高的國家之一，人均預期壽命為 82.5 歲，台灣 79.8 歲。它也是地球上喝牛奶最多的國家，人均每年消費約 105 公斤牛奶，台灣約 21 公斤牛奶。

根據國際咖啡組織（International Coffee Organization，ICO）統計，芬蘭是全世界人均咖啡消費量最高的國家，每個人平均一天喝大約 5 杯咖啡，台灣約 1 杯咖啡。人均咖啡的年消費量是 12 公斤，遠比排名第二的挪威多出兩公斤，台灣則是不到兩公斤，和芬蘭足足有 6 倍的差距。芬蘭人尤其喜歡喝黑咖啡（不加牛奶、奶精、糖），一天喝 9 杯黑咖啡都還是正常範圍，為什麼芬蘭人這麼愛喝黑咖啡呢？這或許與黑咖啡能延長壽命有關。如果你是一位咖啡愛好者，那麼你來到芬蘭就如同到天堂般。在芬蘭大部分咖啡都是自家烘焙，芬蘭人非常愛喝淺焙咖啡（Light Roast），原因是：北歐風格的淺焙咖啡，喝起來七分像果汁，三分像咖啡，入口清爽、香氣迷人。根據芬蘭法律，企業必須讓員工有 10 分鐘～15 分鐘的 Coffee Break，最長

色香味的誘惑：
美食零嘴隱藏健康陷阱，色素、香精、防腐劑讓你的健康悄悄破產！

可以休息半小時，早上跟下午各有一次休息時間，讓大家可以喝杯黑咖啡，喘口氣。你可以利用這段時間和同事聚在一起閒聊，或者很「芬蘭式」地保持沉默（not talkative at all），芬蘭人常說：「Silence is gold. Coffee too！」（沉默是金，咖啡也是！）

　　咖啡含有大量的活性物質，例如咖啡因（Caffeine）、綠原酸（Chlorogenic Acid）、咖啡酸（Caffeic Acid）、二萜（Diterpenes）等，可以產生預防癌症的作用。其中綠原酸是強抗氧化物，一杯黑咖啡的抗氧化能力，甚至大於 5 顆蘋果。好的活性物質抵消了丙烯醯胺（Acrylamide）的負面作用，研究分析了現磨咖啡、即溶咖啡的丙烯醯胺含量，一杯 160ml 的現磨咖啡、即溶咖啡分別含有 0.45 與 0.93 微克（μg）的丙烯醯胺，其實都遠低於洋芋片、薯條。

　　衛福部食藥署曾做過市售食品的丙烯醯胺調查，含量較高的有洋芋片，每百公克的平均含量為 114.6 微克，薯條為 28.4 微克、薯餅為 55.4 微克，黑糖則為 84.7 微克。

　　丙烯醯胺這種化學物質在動物實險中，顯示有一定的致癌性，並且能造成神經系統損傷，影響嬰兒早期發育，危害男性生殖健康。丙烯醯胺致癌劑量為每天每公斤體重最低 2.6 微克。煮咖啡時丙烯醯胺的平均劑量為 1 公斤咖啡含 13 微克。如此算來，如果一個體重為 50 公斤的成年人，想透過喝咖啡達到最低致癌標準，那麼每天需要攝取

50×2.6=130 微克的丙烯醯胺，這個量換算成咖啡就是 10 公斤，差不多 28 杯的咖啡。根據研究，蘇式月餅的丙烯醯胺含量高達 795 微克／公斤，而廣式月餅的餅皮部分高達 2,079 微克／公斤。

義大利卡塔尼亞大學（University of Catania）營養流行病學家朱塞佩·格羅索（Giuseppe Grosso），收集了黑咖啡對健康影響的所有研究，系統性地梳理證據，然後在《營養學年度評論》（Annual Review of Nutrition）上發表了結論：喝黑咖啡與降低許多常見癌症的風險有關，包括乳癌、結腸直腸癌、子宮內膜癌和攝護腺癌等。黑咖啡可以將風險降低 2%～20%，究竟降低多少則取決於是哪種癌症。除此之外，黑咖啡可以把心血管疾病風險降低 5%，把第二型糖尿病和帕金森氏症的發生風險降低 30%左右。唯一需要警告的人群則是孕婦，一些研究顯示，咖啡因或咖啡攝取與流產風險上升有關。格羅索指出，胚胎缺乏代謝咖啡因所需的酶（Enzyme），因此當孕婦喝咖啡的時候，胎兒體內就會累積咖啡因。

喝咖啡對健康有益大致源自於兩種機制，一種機制是，咖啡豆含有抗氧化、抗發炎的植物化學物質，咖啡能幫助預防的疾病都始於低程度的炎症，而在體內循環的抗發炎飲食成分可以消除發炎。另一種機制是，咖啡因和其他植物化學物質，對於調節肝功能、胰島素和葡萄糖代謝

色香味的誘惑：
美食零嘴隱藏健康陷阱，色素、香精、防腐劑讓你的健康悄悄破產！

以及 DNA 修復的酵素，具有特殊作用。這些都可以抵抗帕金森氏症、第二型糖尿病和癌症。

美國人是世界上咖啡消費量最大的國家之一，咖啡在美國文化中非常重要，早晨喝咖啡是美國人的傳統，許多人會在上班前去咖啡店買一杯咖啡或在家中沖泡。咖啡店文化非常流行，很多人會在咖啡店裡喝咖啡、看書、聊天或工作。調查顯示，高達 85% 的美國退休人士每天都喜歡喝咖啡。這說明咖啡在上了年紀的人當中受歡迎的程度，這或許和年紀大的人更熱衷追求健康飲料有關。50% 的人每天喝 3 杯～5 杯咖啡，最喜歡中度烘焙咖啡，70% 的美國人每天在家煮咖啡，不喝無咖啡因的咖啡，40% 的美國人最喜歡星巴克咖啡，拿鐵咖啡是美國人在咖啡店點餐時的首選。56% 的美國人強烈或有點同意喝咖啡有益於他們的健康。

根據 2022 年 6 月發表於美國《內科學年鑑》（Annals of Internal Medicine）的一項研究發現：每天喝加糖或不加糖的咖啡，可以降低感染一系列致命疾病的風險，從而使人活得更長。研究者得出結論，早上喝一杯咖啡可能與較低的死亡風險有關。研究者分析了 17 萬人的生活方式和飲食信息，這些人的年齡範圍在 37 歲～73 歲之間，隨訪期中位數為 7 年。喝咖啡的人死亡風險更低，無論咖啡中是否含咖啡因。在研究期間，每天喝適量咖啡（1.5 杯～3.5 杯）

的人，即使加了一匙糖，比不喝咖啡的人的死亡風險低
30%。在研究期間，每天喝不加糖咖啡的人，死亡風險降
低了 16%～21%，與不喝咖啡的人相比，每天喝三杯咖啡
的人死亡風險最低。《內科學年鑑》副主編、哈佛醫學院
（Harvard Medical School）醫學副教授克里斯蒂娜·韋伊
（Christina Wee）博士說：即使是狂熱的咖啡愛好者，也不
應該用這項研究來證明沒完沒了喝咖啡的合理性。研究表
明，對於每天喝超過 4.5 杯咖啡的人來說，咖啡的好處逐漸
減少。她說，過去的研究表明，每天超過 7 杯的「極端攝
入量」有損健康。此外，最近的研究還發現咖啡甚至可以
減少自殺傾向。

■ 日本食品添加物之神的懺悔

很多人從來沒想過，自己正在喝的「健康飲料」、「果
汁飲料」，之所以顏色看起來那麼「誘人」，味道那麼「可
口」，都是用香精和色素兌出來的。我要講的是一個多年前
曾引起轟動的真實故事，故事的主人翁為日本「食品添加
物之神」安部司，遺憾的是故事裡的很多問題，50 年之後
在我們的周圍依然存在。安部司 1951 年出生於日本福岡
縣，1973 年，22 歲的安部司從日本山口大學化學部畢業，
成為一家食品添加物公司的推銷員，10 年內就稱霸食品添

加物界，幫助各種產業利用低廉的化學品，增加食品的優勢，像是增加麵條的儲存時間，或是廉價的魚板。當他看到山梨酸鉀、甘油脂肪酸酯、亞硝酸鈉這些大學時代耳熟能詳的化學品，居然能被用在人們吃進嘴裡的食品，安部司還是大受震撼！他完全忘記了作為一個化學專業人士早該想到的毒性。有次，一位客戶採購了從牛骨頭上剔下來的肉碎。這種肉碎含水量很高，既不能做成肉餡，又沒有什麼味道，安部司被客戶要求把這些肉碎，變成人能吃的食物。他給出了一份相當「完美的」方案，將這些肉碎製成肉丸。這種用了三十多種添加物的肉丸，一盒售價99日元（成本才20日元）。

　　這種肉丸一上市就銷售一空，因為它的味道跟口感，比起傳統肉丸更容易被人們喜愛。同時，也因為低廉的價格被日本廣大、善於精打細算的家庭主婦所青睞。三歲女兒生日那天，下班難得按時回家的安部司發現自己的女兒，正在津津有味地吃著一碟肉丸。他不自覺地走近餐桌，拿起一個肉丸，送入口中。

　　就在這一瞬間，安部司整個人突然僵住，女兒吃的不正是他自己開發出來的肉丸嗎？被迷失掉的心、當年在大學裡學到，關於化學劑的毒性和危險的記憶，又統統回來了。深深自責的安部司覺得自己不能繼續這樣工作下去，很快就從食品添加物公司辭職了。

安部司辭職之後，深知消費者購買食品時只圖便宜、方便，沒有任何健康、安全意識。於是開始寫書、四處演講，把自己所知道的加工食品的內幕，公之於眾。呼籲大家接受食品的天然特性，重視食品的自然品質，從而明智地選擇食品。安部司帶領消費者深入食品加工的「背後」，讓消費者了解食品添加物的真相！因其通俗易懂和生動有趣而深受好評。

面對聽眾中的孩子們，他經常做的試驗是「甜瓜飲料」：在一杯白開水中，加入藍色 1 號食用色素，水變成了純藍色。然後，加入黃色 4 號食用色素，水變成了純綠色，綠得和甜瓜的顏色一樣。「這兩種顏色，全都是從石油中提煉出來的。」他會這樣告訴孩子們。隨後，他會在這杯綠開水中加入一成多的果葡糖漿（Glucose-Fructose Syrup）。以前飲料裡都加砂糖，但過重的甜味孩子們不喜歡，而果葡糖漿的甜味很清爽。魔術師般的安部司接著會再加入三種酸味劑以及檸檬香料，讓陪在孩子身邊的媽媽品嘗，對方往往會大吃一驚：「味道真棒。」 安部司隨即告訴孩子們，在街頭巷尾販賣，他們認為美味香甜的「果汁」，只是由一些粉末調和而成，而一瓶 500 毫升的飲料裡，含有相當於 50 克砂糖的熱量，也就是 200 大卡（千卡，kcal），但是人喝了之後卻沒有飽腹感，必然會引發熱量的過度攝取。「日本這些年肥胖兒越來越多，街頭巷尾到處是自動販

色香味的誘惑：
美食零嘴隱藏健康陷阱，色素、香精、防腐劑讓你的健康悄悄破產！

賣機，隨時隨地可以買到飲料。我常常為兒童們演講，告誡他們不能再喝這樣的飲料了。」

安部司更關注的是被現代食品工業和「便利生活」改變的心靈，在日常生活變得便利的背後，我們是否失去了什麼珍貴的東西呢？他回憶起自己年幼時在鄉下養雞、種菜，那時吃進嘴裡的雞肉、蔬菜，自己都曾確實地感受到生命的存在。媽媽用一個晚上的時間親手做的飯團，也更能讓孩子體會到親情。食品添加物本身無所謂好壞，只要嚴格地遵照規定的標準，根本不違法。但是，安部司希望，在法律之外再加上另外一個標準——「良心」。安部司並沒有犯法，他一直嚴格遵守國家制定的食品添加物使用方法、標準和用量，並且在產品標籤上，也做了明確標示。「但即使這樣，仍然抹不掉我的罪惡感。我住的城市罹患遺傳過敏性皮膚炎的孩子，比起其他地方要多得多。我難道不應該為此承擔幾千分之一的責任嗎？一想到這個問題，我便受到良心的譴責。」日本食品添加物之神：安部司，說出了內心的懺悔。

幾十年過去了，安部司的故事並沒有完全結束。還有一些「專業人士」一直對此提出一些不同的看法：

1. 離開劑量談毒性都是耍流氓。
2. 在不超量使用食品添加物的情況下，終生食用不會對人體造成危害，其安全性非常高。

這些觀點到底正確與否，說實話，科學界並無定論。

安部司對於「遠離食品添加物」提出了五點叮嚀：

1. **仔細看好「背面的成分」**：在超市買東西的時候，有多少人會看食品「背面的成分」？希望大家務必養成習慣，翻過來看食品「背面的成分」。然後依據「廚房裡沒有的調味料＝食品添加物」這一要訣，盡量買含「廚房裡沒有的調味料」少的食品。廚房裡有醬油、砂糖、鹽、醋等基本調味料。可能也有化學調味料（味精）。此外，像是添加物的東西就是小蘇打、發酵粉之類了。凡是廚房裡沒有的調味料、想像不到的調味料，就是食品添加物。

2. 選擇加工度低的食品。

3. 便宜的食品不一定不好，但不好的食品通常都很便宜。

4. 採買食物時保持簡單、純粹的懷疑精神（例如：為什麼天然果汁顏色那麼鮮豔、為什麼同樣的食品有的價格會那麼便宜）。

5. 消費者要想真正避免攝入隱藏大量食品添加物的食品，唯一的方法就是，自己購買新鮮天然的食品原料，花費一些時間，按照傳統的方式，親自動手製作健康的家庭食品。

色香味的誘惑：
美食零嘴隱藏健康陷阱，色素、香精、防腐劑讓你的健康悄悄破產！

Chapter 2

糊塗吃
全家大小都遭殃

「人是大地的主人，卻是胃腸的奴隸。」
——伊凡・岡察洛夫（Ivan Goncharov，1812 年～1891 年，俄國最著名的批判現實主義作家之一）

你吃的食品讓你少活好幾年

曾連續贏得六屆吃熱狗大賽冠軍，今年 46 歲的日本傳奇大胃王小林尊（Kobi Kobayashi），2024 年 4 月 26 日在 Netflix 新紀錄片《飲食健康知多少：胃腸道祕辛》（Hack Your Health: The Secrets of Your Gut）中宣布退休。小林尊坦言：「在過去的 20 年裡，我一直處於吃超級加工食品的狀態，終於自食惡果，自己的食慾近年來開始消退，從未感到飢餓，很羨慕能感覺到飢餓的人。我聽到人們說他們餓了，吃完飯後他們看起來很高興，我很嫉妒那些人。我希望過著健康長壽的生活。」醫師分析了小林尊腦部掃描，發現小林尊看到食物時，大腦所有牽涉到噁心的區域都會啟動。美國國家衛生研究院（NIH）首席研究員凱文·丹尼斯·霍爾博士（Dr Kevin Dennis Hall），針對紀綠片內容做了些研究，發現大量吃超級加工食品（Ultra-Processed Foods，UPF）會導致飢餓的荷爾蒙增加，感到飽的荷爾蒙減少。而以前的研究指出，慢慢進食可以減少飢餓感，但許多超級加工食物很容易咀嚼和吞嚥，因此讓人吃得更快，也導致攝入更多卡路里，與肥胖的發生具有相關性。

其實大部分的人都知道超級加工食品很邪惡，但為何大家還是無法控制一直吃，超級加工食品到底有什麼魔力？根據最近的研究，腸道健康狀況不佳可能與帕金森氏

色香味的誘惑：
美食零嘴隱藏健康陷阱，色素、香精、防腐劑讓你的健康悄悄破產！

症和體重增加等問題有關。健康的消化系統取決於一個人攝取的食物的品質。我們人體 70%的免疫系統位於腸道，其中的微生物保證了所有器官的順利運作。在《飲食健康知多少：胃腸道祕辛》紀錄片中，愛爾蘭科克大學學院（University College Cork，簡稱 UCC）解剖學和神經科學家約翰‧克萊恩（John Cryan）教授，將腸道稱為人體的第二個大腦。他說：「我們的腸道影響著我們的整個身體，腸道確實是第二個大腦。」

2009 年諾貝爾醫學獎頒給了美國加州大學舊金山分校生物化學與生物物理學系教授伊莉莎白‧布萊克本（Elizabeth H.Blackburn）、美國約翰‧霍普金斯大學醫學院分子生物學和遺傳學系主任兼教授卡羅‧格萊德（Carol Greider），以及哈佛醫學院遺傳學教授傑克‧索斯塔克（Jack W. Szostak），表彰他們三位在端粒（Telomere）開創性研究中所做出的貢獻。諾貝爾獎評審委員會表示，這三位科學家的研究成果顯示，端粒的縮短是導致衰老和誘發骨髓、肺部及皮膚病變的原因。如果端粒的長度得以維持，細胞衰老就能夠延緩。這一重要發現對於治療癌症以及抵抗人體衰老具有重大意義，也有助於醫學界更好地研究如癌症等疾病的產生過程。

伊莉莎白‧布萊克本在她的著作《端粒效應》（The Telomere Effect）中提到：隨著端粒的長度變短，皮膚細胞

老化，臉上的皺紋就出現；毛囊中的色素細胞老化，白頭髮就長出來了；免疫細胞老化，就更容易生病。衰老速度加快，死亡率隨即上升。她還提到端粒變短可能造成罹患心血管疾病、阿茲海默症、癌症以及糖尿病的風險增高。端粒是存在於真核細胞線狀染色體末端的 DNA 重複序列，作用是保持染色體的完整性和控制細胞分裂周期。

新生兒的端粒長度是 10,000 個鹼基（Base Pair，DNA 長短的單位），35 歲是 7,500 個鹼基，65 歲只剩 4,800 個鹼基，所以端粒體長短隨著年紀而縮短。因為「端粒」這個保護套會隨著細胞每次分裂而變短，當短到不能再短，就會失去保護染色體的功能，使細胞停止生長，無法運作，也就是老化。

2020 年 6 月，由西班牙納瓦拉大學（University of Navarra）營養、食品科學與生理學系的瑪麗亞・貝斯-拉斯特羅洛（Maria Bes-Rastrollo）教授和阿梅莉亞・馬蒂（Amelia Marti）教授領導的研究團隊，調查了食用超級加工食品與端粒長度縮短之間的可能因果關係。研究結果最後發表在《美國臨床營養學雜誌》（The American Journal of Clinical Nutrition）上。研究團隊分析了 886 名參與者（645 名男性和 241 名女性），研究對象是具有大學畢業學歷的人，年齡在 57 歲～91 歲之間，共 19 年。根據對超級加工食品（Ultra-Processed Foods）的攝取量，參與者被平均分為

色香味的誘惑：
美食零嘴隱藏健康陷阱，色素、香精、防腐劑讓你的健康悄悄破產！

四組（低、中、中高和高）。

研究結果顯示，高攝取量組的人更可能有心血管疾病、糖尿病和血脂異常的家族史。他們的飲食習慣中與地中海飲食相關的食物較少，如高纖維食物、橄欖油、水果、蔬菜和堅果。與最低攝取超級加工食品組相比，另外三組人端粒縮短的可能性，分別增加了 29%、40% 和 82%。研究人員說，與很少吃超級加工食品的人相比，每天吃三份及以上的人，會使其端粒長度縮短一倍。所以端粒縮短可能與含糖飲料、加工肉類、其他富含飽和脂肪和糖的食物存在因果關係。這些超級加工食品是一種工業生產的食物，由油、脂肪、糖、澱粉和蛋白質的混合物組成，它們幾乎不含全天然食物。而且，通常添加大量人工調味劑、色素、乳化劑、防腐劑和其他為增加保質期和利潤的添加劑。

2024 年 2 月 28 日一篇發表在世界知名《英國醫學期刊》（British Medical Journal，BMJ）的超大型研究發現，吃太多超級加工食品，恐對全身系統有害，與心臟病、中風、癌症、糖尿病、肥胖、憂鬱、氣喘、心血管、腸胃、代謝、肺部疾病、睡眠問題以及過早死亡等 32 種疾病有直接關聯。這項大型新研究堪稱迄今為止最令人信服的分析，由來自澳洲、美國、法國和愛爾蘭的國際研究團隊，包括美國約翰・霍普金斯大學（Johns Hopkins University）彭

博公共衛生學院、雪梨大學和法國索邦大學（Sorbonne University）參與其中，對 45 項分析進行了總體審查，有將近千萬人接受調查，準確地說一共是 9,888,373 人。

這項世界上最大規模的研究顯示，較高的超級加工食品攝取量與心血管疾病相關的死亡風險增加約 50%，焦慮和常見精神障礙的風險增加 48% ～53%，以及第二型糖尿病的風險增加 12%。除此之外，全因死亡風險增加 21%，心臟病、肥胖、第二型糖尿病和睡眠問題相關的死亡風險增加 40% ～66%，罹患憂鬱症的風險增加 22%。這一研究結果也為美國和其他高收入國家的消費者敲響了警鐘，這些國家的超加工食品占每日總熱量消耗的 58%。

世界著名權威醫學期刊《柳葉刀》（The Lancet）指出，全球有五分之一的死亡案例是不良的飲食習慣引起的，罹患疾病的前三名為：心血管疾病、癌症、第二型糖尿病。心血管疾病尤其是心臟病，是美國乃至於全世界大部分國家地區的第一大死因（台灣是第二大死因，第一大死因是癌症），它的罪魁禍首並不是膽固醇而是反式脂肪。恐怖的是，我們在日常生活中，卻又天天不知不覺的將超級加工食品中的反式脂肪吃下肚。

英國是歐洲食用超級加工食品最嚴重的國家，超級加工食品範圍相當廣泛，橫跨烘焙食品、點心、汽水、含糖麥片、冷凍食品、披薩、熱狗、培根、漢堡、炸雞、薯條

色香味的誘惑：
美食零嘴隱藏健康陷阱，色素、香精、防腐劑讓你的健康悄悄破產！

等等速食品，低脂優格和大多數穀物也是如此。這類食品經過多道加工程序，通常含有化學物質、甜味劑、防腐劑、色素、乳化劑、香料及其他添加劑，這類食品的含糖量、脂肪、鈉含量通常較高，維生素及纖維的含量較低。即使是切片麵包，無論是白麵包、雜糧麵包或元氣種子麵包、全麥麵包還是高纖維麵包，也被歸類為超級加工食品，因為其中加了食品添加物，以延長其保質期。

事實上，英國人是世界上最大的超級加工食品消費者之一，僅次於吃漢堡的美國人（超級加工食品約占飲食的54%，而美國為 56%）。對於英國兒童來說，超級加工食品占其飲食的 80%，確實令人震驚。超級加工食品被認為是肥胖的關鍵驅動因素，每年對英國國家醫療服務體系（NHS），造成約 65 億英鎊的損失。超級加工食品很便宜，保質期又長，而且對於大多數人來說，它的味道絕對一級棒。儘管科學家警告說，含有高比例超級加工食品的飲食可能有害健康，但世人對這些食物的依賴，似乎仍在增長。

最近的研究發現，飲食中超級加工食品的比例越高，罹患疾病的風險就越大。澳洲的一項研究分析了中年女性的飲食，發現食用超級加工食品最多的女性，罹患高血壓的可能性高出 39%，心臟病發作和中風的風險顯著增高。另一項研究顯示，超級加工食品消費量增加 10%，可能會

使罹患失智症的風險增加 10%。超級加工食品對健康的影響，顯然比我們之前想像的要大得多。

哈佛大學醫學院引述一項發表在《英國醫學期刊》的研究，收集了 10 萬名法國成年人在 5 年間的飲食紀錄，研究人員發現，進食更多超級加工食品的人，罹患心血管疾病、冠心病和腦血管疾病的風險更高。長期以來，專家一直鼓吹，這類加工食物需要在包裝正面貼上明顯的警告標誌，以幫助消費者做出選擇。低收入家庭特別容易受到這些廉價且不健康的超級加工食物的影響，低限度加工和新鮮烹煮的餐食應該獲得補貼，以確保每個人都能負擔得起健康、營養的食物。

冷凍披薩和微波（即食）食品等超級加工食品，讓我們忙碌的生活變得更加輕鬆。此外，它們實在是太美味了，誰不喜歡熱狗、香腸、漢堡、炸薯條、汽水、果汁（並非新鮮現榨的果汁）、餅乾、蛋糕、糖果、甜甜圈和冰淇淋等等？然而，美國有線電視新聞網（CNN）去年報導，一項新的研究發現，如果你每日攝取的熱量超過 20% 是來自超級加工食品，那麼你的認知能力下降的風險可能會增加。在每天 2,000 卡路里的飲食中，這個量相當於每天約 400 卡路里。相較之下，麥當勞的一小份薯條和普通起司漢堡，總共含有 530 卡路里。與食用超級加工食品最少的人相比，食用最多超級加工食品的男性和女性的整體認知能

色香味的誘惑：
美食零嘴隱藏健康陷阱，色素、香精、防腐劑讓你的健康悄悄破產！

力下降速度快了 28%，執行功能下降速度快了 25%。

雖然超級加工食品可能對我們的大腦有害，然而，有一個有趣的結論，如果整體飲食品質很高，這意味著這個人還吃了很多未經加工的完整水果、蔬菜、全穀物和健康的蛋白質，超級加工食品和大腦認知能力下降之間的關聯就消失了。這項研究於美國聖地牙哥舉行的阿茲海默症協會國際會議上公布，對一萬多名巴西人進行了 10 年的追蹤研究。超過一半的研究參與者是女性、白人或受過大學教育的人，平均年齡為 51 歲。在巴西，超級加工食品占總卡路里攝取量的 25%～30%。巴西人很喜歡光顧麥當勞、漢堡王，吃很多巧克力和麵包，這與許多其他西方國家並沒有太大不同。

美國人消耗的卡路里有 58%、英國人消耗的卡路里有 56.8%以及加拿大人消耗的卡路里有 48%，來自超級加工食品。墨西哥人從超級加工食品所攝取到的熱量比其他種族少，主要是因為他們的文化很注重家庭共食，父母在家烹飪的比例比較高。

哈佛大學神經學教授魯道夫‧E‧坦齊（Rudolph E. Tanzi）博士說：「超級加工食品通常含有大量糖、鹽和脂肪，會促進全身發炎，是身體和大腦健康衰老的最大威脅。」雖然它們作為快餐很方便，但無法替代富含植物纖維的食物，植物纖維對於維持腸道微生物組中，數萬億細菌

的健康和平衡非常重要。尤其是對於大腦健康和降低阿茲海默症等與年齡相關的大腦疾病的風險。坦齊博士被《時代》雜誌評為 20 世紀世界最具影響力的人物之一，並稱他是「替代醫學（Alternative Medicine）的先知」。他的著作有 85 本之多，先後被翻譯成四十多種語言，其中包括《紐約時報》推薦的暢銷書《超級大腦》（Super Brain），並被哈佛大學評為最具影響力的哈佛校友之一。

怎樣才能避免這種事發生在你身上呢？如果你的飲食中含有超級加工食品，請嘗試透過食用高品質的天然食品（如水果、蔬菜和全穀物），來應對這些問題。**人們往往會說沒有時間做飯，但走進廚房烹飪食物，這是健康的第一要務，因為你將保護全家人的心臟，並使全家人的大腦免受癡呆或阿茲海默症的侵害。**

在當今快節奏的世界中，放棄即熱即食食品的便利性是很困難的。誘惑幾乎無法避免，因為美國 70% 以上的食品供應，都是由超級加工食品製成。美國兒童消耗的卡路里中，有三分之二是經過超級加工的，而大約 60% 的成人飲食是經過超級加工的。加工食品的健康性通常取決於加工過程中添加的其他成分，例如糖或鹽，美國農業部將加工食品定義為從自然狀態產生變化的食品。因此，它是指任何經過碾磨、切割、切碎、煮熟、冷凍、脫水或罐裝的農產品。

色香味的誘惑：
美食零嘴隱藏健康陷阱，色素、香精、防腐劑讓你的健康悄悄破產！

震撼全球的紀錄片《食品帝國》（Food Inc），台灣未上映，揭露了美國食品業許多不為人知的內幕，並控訴各大食品公司如何只顧利益不顧消費者健康。美國人愛吃速食，也創造出各式速食，然而這些食品帝國卻從不讓外界知道這些廉價的速食是如何被創造出來的。紀錄片《沉默的食物》（Our Daily Bread），真實揭露「食品加工」的駭人真相，以最直白的方式傳達「食物工業化」對於地球的災難，突顯人類對自然環境的破壞，都只是為了短期的「商業利益」！獲利真的是企業唯一的目標嗎？美國哈佛商學院（Harvard Business School）終身教授、全球競爭力大師麥可·波特（Michael E. Porter）說：「一個成功的社會與一個成功的企業，是同時並進的。」

所謂「餐飲巨無霸」（Big Food）指的是麥當勞以及百勝餐飲集團（Yum! Brands, Inc.肯德基和塔可鐘的母公司）等大型跨國餐飲公司。這些公司正全力進軍新興經濟體國家。巴西聖保羅大學健康與營養流行病學研究中心主任卡羅斯·蒙泰羅（Carlos Monteiro）認為，一旦超級加工食品在一個國家卡路里攝取量中的占比達到 60%時，餐飲巨無霸便傾向於尋求開拓新的市場。美國、英國和加拿大早在幾十年前就已經達到了這個水準。中國市場是這些巨無霸企業的重要目標。快餐企業精心營造的富足、愉悅的消費者形象，使得漢堡成為人們用餐時的流行選擇。

菲利普・莫里斯國際公司（Philip Morris International Inc，簡稱 PMI）成立於 1987 年，總部設在紐約州紐約市，為全球第一大菸草製造商，同時也是全球著名的食品製造商，主要經營菸草、食品、啤酒等業務，其中包括全球第一的香菸品牌：萬寶路（Marlboro）。菲利普・莫里斯公司為美國最大的加工食品製造商，產品包括酷愛飲料（Kool-Aid）、可可脆米片（Cocoa Pebbles）、果倍爽（Capri Sun）和奧利奧（Oreo）餅乾。這家公司的產品很容易使消費者抽菸抽上癮，零食吃上癮。導致食物成癮的原因就是，加工食物一般被塑造成超級美味，令人難抵誘惑。此外，大多數零食都是高糖食物，導致血糖嚴重不平衡。當血糖越是不平衡，驟升驟降，更加令身體對其特別渴求。當你進食時，腦部的獎勵迴路（Reward Pathway）會分泌多巴胺（Dopamine），令人感覺放鬆及開心。之後腦部會為誘惑的刺激，尋找更多犒賞，令你不斷進食這類零食，結果出現吃上癮的惡性循環。

　　美國暢銷書作家麥可・莫斯（Michael Moss）的著作《上鉤》（Hooked），探討了上癮背後的科學，試圖證明食品公司費盡心思製造超級加工食品，控制人們大腦中的獎勵迴路，導致人們吃得更多，助長了肥胖和慢性疾病在全球蔓延。莫斯表示，起司漢堡、薯條和冰淇淋等超級加工食品不僅令人上癮，甚至比酒精、菸草和毒品更易上癮。

色香味的誘惑：
美食零嘴隱藏健康陷阱，色素、香精、防腐劑讓你的健康悄悄破產！

書中有提到食品行業內部的相關文件以及對行業內部人士的採訪，認為在過去的幾十年中，一些食品公司意識到其產品的上癮性質，採取極端措施以避免被追究責任，例如停止對含糖食品的研究，以及推動立法阻止人們起訴食品公司要求賠償。

　　莫斯認為，「食品行業阻止了我們在法院提起上癮主張的訴訟，他們開始以不良方式控制科學，並掌控了飲食業。我在加工食品行業的陰暗面中摸爬了 10 年之久，我對他們策略的狡詐程度深感震驚，他們不僅利用我們的本能，而且更藉由我們對上癮進行控制的嘗試。」莫斯是前《紐約時報》記者和普立茲新聞獎得主，他於 2013 年出版了《鹽糖脂肪》（Salt Sugar Fat），該書是當年《紐約時報》暢銷書排行榜第一名，首次觸及加工食品行業。他在書中揭露產值一兆美元的美國食品產業，如何調配超級加工食品的成分，以達到「極樂點」（Bliss Point），並且大量使用鹽、糖、脂肪加味，導致美國消費者，從兒童、成年人到老人，所吃的含鹽、糖零食，每年都在成長。到現在美國每三個成年人、每五個兒童，就有一人肥胖（BMI 超過 27）。沒有任何一種成癮性藥物能夠像我們最喜歡的食物一樣，迅速激發我們大腦中的獎勵迴路。

　　莫斯在《上鉤》（Hooked）一書中描寫：「香菸的煙霧需要 10 秒鐘才能夠激發大腦，但舌頭沾上一點糖，只需稍

稍超過半秒——精確來說是 600 毫秒，就可以做到，這比香菸快了近 20 倍。」沒有什麼比超級加工食品能更快地刺激大腦了。莫斯說，難以控制攝入超級加工食品的人們，可以嘗試一些簡單的策略來克服日常的渴求，例如散步、打電話給朋友或吃一些堅果等健康的替代品。2023 年 11 月，英國醫學期刊《BMJ》發表研究顯示，估計全球約有 14% 的成年人和 12% 的兒童，存在「超級加工食品成癮」情況，他們會不由自主地吃例如雪糕、薯片、汽水等超級加工食品，並且在嘗試戒除時出現難戒斷症狀。

超級加工食品的原物料通常都是高度精煉的成分，其中尤以廉價的乳清蛋白、植物油、麵粉和糖等為主，再補上添加劑讓其更美味到難以抗拒，一口接一口吃不停。英國連年在國會中討論是否要禁止高糖、高鹽、高油脂等超級加工食品，最後都以飲食是各家私事，拒絕以公權力介入。對超級加工食品採取最激烈手段的政府是巴西，因為該國在 2002 年～2013 年間的過胖人口激增。巴西在 2014 年起就要求其公民避免這類食品，鼓勵家庭烹飪新鮮食物上桌，並在學校教育孩童辨識食品廣告，從小建立健康意識，避免因廣告引誘購買超級加工食品。以英美兩國而言，超級加工食品的市占率，早已超過食品市場的 50%以上，幾乎是現代生活中不可或缺的。

色香味的誘惑：
美食零嘴隱藏健康陷阱，色素、香精、防腐劑讓你的健康悄悄破產！

■ 吃你不願吃的食物，喝你不愛喝的飲料

馬克‧吐溫說：「保持健康的唯一方法：吃你不願吃的食物，喝你不愛喝的飲料。」這是一句傳神的經典語錄，對追求健康飲食的人而言，簡直是醍醐灌頂，茅塞頓開。馬克‧吐溫在世時的時空背景下，美國沒有什麼飲食文化，有的都是速食和快餐，也就是所謂的超級加工食品，導致當時的美國人健康情形普遍不佳，馬克‧吐溫感觸很深，才會有感而發。研究顯示每 5 個人裡就有 1 個人對「超級加工食品」上癮，根據國民營養健康狀況變遷調查顯示，台灣有將近三分之一的人口每天會攝取超級加工食品（UPFs）。以台灣便利超商、手搖杯隨處可見的情形，相信我們國家的超級加工食品攝取量不輸歐美國家。

超級加工食品與一般常見的加工食品究竟該如何分辨？美國哈佛大學醫學院附屬醫院營養主任凱西‧麥克馬納斯（Kathy McManus）表示：加工改變了食品的自然狀態。加工食品本質上是添加鹽、油、糖或其他物質製成的。例如罐頭魚、罐頭水果或罐頭蔬菜、新鮮製作的麵包。大多數加工食品添加了兩種或三種成分，而超級加工食品則會添加更多成分，如糖、鹽、脂肪、人工色素或防腐劑，蛋白質和纖維含量較低。超級加工食品主要從食物中提取的物質製成，例如脂肪、澱粉、添加糖和氫化脂

肪。它們也可能含有人工色素、香料或穩定劑等添加劑。
這些食物的例子有冷凍食品、熱狗、火腿、汽水、可樂、
速食、鹹味零食、包裝餅乾、蛋糕等。

最少加工	加工	超級加工
玉米	玉米罐頭	玉米片
蘋果	蘋果汁	蘋果派
番薯	烤番薯	炸薯條
胡蘿蔔	胡蘿蔔汁	胡蘿蔔蛋糕
小麥	麵粉	餅乾

　　並非所有加工食品都是一樣的，國際使用最廣泛的飲
食分類系統，是由巴西聖保羅大學的營養學與公共衛生學
教授卡洛斯·蒙泰羅（Carlos Monteiro），於 2009 年創建的
「NOVA」食品分類系統，將食品和飲料依照加工性質、程
度的不同分為四類：

　　第一類：未加工或最低限度加工的食品。這是指在自
然狀態下食用或經過改造，以去除不可食用或不需要部分
（如莖或殼）的水果、蔬菜、種子、雞蛋、真菌或牛奶。這
些食物可能會被乾燥、過濾、烘烤、冷凍，煮沸或巴氏殺
菌延長保質期，以保持其自然狀態、儲存或使其更美味。

　　第二類：經過加工的烹飪原料。這些物品源自第一類

色香味的誘惑：
美食零嘴隱藏健康陷阱，色素、香精、防腐劑讓你的健康悄悄破產！

或大自然，包括油、奶油、豬油、楓糖漿、糖和鹽。它們通常用於製備第一類食物，很少單獨食用。

第三類：加工食品。這些食品是為了延長保存期限，透過在第一類食品中添加鹽、糖或油（第二類食品）等而生產的。例如泡菜、魚罐頭、起司、水果或脆瓜、筍絲等蔬菜罐頭、培根或新鮮麵包，這些食品通常保留其基本特性和一些原始特徵。

第四類：超級加工食品。這些產品是透過工業製程生產的，例如氫化或添加乳化劑、人工色素、人工香料或防腐劑。罪魁禍首包括碳酸飲料、香腸、漢堡、義大利麵或披薩；包裝好的零食、麵包、餅乾、蛋糕、餡餅和雞塊；以及冰淇淋、快餐、糖果和巧克力。通常含有高糖、精製穀物、脂肪、防腐劑和鹽，或是使用添加劑。超級加工食品往往味道鮮美、價格低廉、方便且含有多種化學成分。

超級加工食品的概念自 2009 年首次提出以來，受到了極大的推崇，巴西、法國、以色列、厄瓜多爾和秘魯都將 NOVA 列入了他們的飲食指南。

根據 NOVA 食品分類系統的定義，超級加工食品是經過一系列物理、化學和生物過程，在已經加工過的食品基礎上再加工的食品，這類食品通常含有五種以上化學成分，並且是高糖、高脂、高熱量的食品，其宗旨是廉價、

口味好、方便、吸引人。超級加工食品最簡單的辨別方式是，查看產品成分標示，除了鹽、糖、油和脂肪之外，若含有人工色素、調味劑、增稠劑、防腐劑、甜味劑、高果糖玉米糖漿、起泡劑、氫化或交酯化油脂、膨脹劑、發泡劑等，就是超級加工食品。

超級加工食品有哪些？

1. 含糖飲料：例如珍珠奶茶、汽水、可樂、咖啡、果汁等。
2. 零食：例如薯條、蜜餞、餅乾、巧克力、米果、花生糖、乖乖等。
3. 烘焙食品：例如麵包、蛋糕、西點、蘋果派、蛋塔、披薩、泡芙、餡餅。
4. 重組肉食品：例如漢堡肉、香腸、火腿、貢丸、魚丸、蟹肉棒，甚至是組合牛排及火鍋肉片等。
5. 冷凍食品：賣場裡放在冷凍庫的食品，不勝枚舉，這些冷凍食品含有太多人工添加物。
6. 五彩繽紛的糖果。
7. 貨架上密封的麵包。
8. 盒裝的麵條。
9. 各式各樣的冰淇淋。
10. 人造奶油和各式脂肪抹醬。

色香味的誘惑：
美食零嘴隱藏健康陷阱，色素、香精、防腐劑讓你的健康悄悄破產！

超級加工食品價格低廉、保存容易、食用方便，幾乎是人人喜愛。然而，根據歐美的研究調查，不論是西方人或是東方人，每人每天平均攝取的總熱量有 25%～50%是超級加工食品。食用越多超級加工食品，營養越差，容易造成肥胖、心血管疾病、糖尿病、腎臟病、癡呆、癌症等。如果長期食用超級加工食品，你的味蕾會更渴望甜或鹹的食物。

全球的飲食習慣正快速的發生變化，一些新興的經濟體國家：南非、巴西、墨西哥、印度、俄羅斯、印尼及土耳其等，糖尿病、心臟病、肥胖、癌症的患病人數逐漸增加。隨著收入提高，過去以攝取植物性食物為主的中低收入國家，消費者飲食習慣逐漸發生變化，開始向歐美國家的消費者攝取高糖、多肉的飲食習慣靠攏。

■ 每天喝一杯無糖珍珠奶茶一年胖 25 公斤

台糖公司統計，台灣一整年糖的消費量是 60 萬噸，平均每人每年吃掉 25 公斤的糖，在全世界排名第 11 位，其中又以含糖飲料跟各式各樣的甜點為主，也造就台灣人「亞洲最胖」的身型。據經濟部統計處資料顯示，2023 年整體飲料店營業額已連二年突破新台幣 1 千億元，2023 年整體飲料市場店家數飆破 2 萬 8,526 家。另一方面，根據財政部

統計，台灣去年（2023 年）購買手搖飲的金額約 537.51 億元，全台「手搖飲店」就達 1 萬 5,837 家，手搖飲一年賣出 11 億杯以上。風靡全球的珍珠奶茶，一年賣出 1 億杯以上，一杯（約 700cc）的熱量高達 730 大卡，需爬樓梯 300 層樓，相當於 3 次 101 大樓，才能完整消耗。如果你每天喝一杯珍珠奶茶，1 年將會胖 34 公斤，即使點無糖的，一年也會胖 25 公斤。公式：一杯 700cc（毫升）珍珠奶茶 730 大卡，1 公斤脂肪＝7,700 大卡，730（大卡）×365（天）×1（年）÷7,700（大卡）＝34 公斤，一杯 700cc 無糖的珍珠奶茶 530 大卡，530（大卡）×365（天）×1（年）÷7,700（大卡）＝25 公斤。

台灣號稱「手搖杯王國」，街頭巷尾隨處可見各式手搖杯飲料店，不少人更是每天都要來 1、2 杯，然而天天喝珍珠奶茶等含糖飲料，不但可能引起肥胖、高血壓、高血脂、糖尿病、脂肪肝，還可能導致禿頭！美國醫學博士皮膚科醫生帕諾斯・瓦西盧德斯（Panos Vasiloudes）提醒，過多的糖分除了血糖快速變化，對頭髮造成直接損害，也會導致胰島素和類固醇、腎上腺素、睪丸素等刺激，其中胰島素、睪丸素更容易攻擊遺傳性脫髮者的毛囊，進而形成掉髮。

根據衛生福利部國民健康署「國民營養健康狀況變遷調查」，高達 83.6% 的 19 歲～44 歲成人、93.9% 的國中生

色香味的誘惑：
美食零嘴隱藏健康陷阱，色素、香精、防腐劑讓你的健康悄悄破產！

及 88.9％的高中學生，每天喝 1 次珍珠奶茶等含糖飲料。更嚴重的是，有 50%的兒童每天至少喝一次珍珠奶茶等含糖飲料，排名世界第一；而 19 歲～44 歲的族群，男性每周飲用珍珠奶茶等含糖飲料 10 次，女性 7 次，攝取頻率較 10 年前增長兩倍。

　　平均而言，每公斤體重每天需要攝取 30cc 的水，以 60 公斤重的成年人為例，每天至少要喝 1,800cc 的水。所以，一個健康的成人，每天大約要攝取 2,000～2,500cc 的水才足夠，相當於 8 杯～10 杯的水。只可惜台灣的成年人和小孩，每天總是把含糖飲料（包括珍珠奶茶）當開水喝。兒童肥胖的健康風險，影響比成人更深遠。其中一個問題是，肥胖可能導致性早熟，也就是指女孩在 8 歲前、男孩在 9 歲前，出現第二性特徵。性早熟，直接的影響是孩子可能長不高。衛福部建議，每日精製糖攝取量，最好控制在 5%以下，若以一天攝取 2,000 大卡為例，那麼糖攝取應低於 100 大卡，換算應低於 25 克的量。

　　國立台灣大學食品科技研究所名譽教授孫璐西每次都跟學生說：「珍珠奶茶絕對不能多吃，一個星期喝一杯就差不多了，因為珍珠不用防腐劑很困難，珍珠不能冷藏，冷藏就變硬了，變不好吃了。夏天有那麼多客人，一定要先煮好擺在那邊，擺著不能放冰箱，怎麼能不壞呢？所以就要放防腐劑。」學食品的都知道，水分含量高，就容易壞，

要加防腐劑的話，要加哪個好呢？業者往往就加最不好的去水醋酸鈉（Sodium Dehydroacetate），加上後珍珠口感滑Q。

正宗的珍珠奶茶是用奶、冰糖或者白糖、紅茶、純淨水以及樹薯粉（Tapioca）製成的「黑珍珠」調配而成。然而，目前市面上銷售的珍珠奶茶，主要由奶精、珍珠、果粉、水組成。奶精的主要成分為氫化植物油（反式脂肪）、乳化劑，珍珠由樹薯粉或地瓜粉（土豆粉）、防腐劑、色素組成，果粉的主要配料是植脂末、色素、水果原粉、香料、葡萄糖，有的使用甜味劑。珍珠奶茶店的老闆坦言：之所以採用奶精而不用奶粉，是因為鮮奶的味道不如奶精來的香濃。奶精並不像中文名字那樣，是奶的精華，它和牛奶一點關係都沒有。奶精其實就是用氫化植物油（反式脂肪）、玉米糖漿、蛋白質，各種香料和食用色素混合，經過噴霧乾燥而製成的粉末狀物質。由於奶精能為食品提供類似牛奶的口感和味道，而且它具有良好的即溶性和乳化性，且更容易使用和儲存，因而在很多涉及「牛奶」的飲料，甜品和烘焙食品中被廣泛應用，一般 50 克左右的奶精，就含有 2 克的反式脂肪。

反式脂肪的攝入與心血管疾病、大腸直腸癌、糖尿病有密切關係。尤其是糖尿病，其機制是反式脂肪聚集在細胞膜上，從而降低或影響胰島素受體的活性，因為反式脂

肪的熔點較高，從而降低細胞膜的流動性，增大罹患糖尿病的可能性。除了奶精，珍珠奶茶更大的危害來自其中的「咖啡因」。一杯奶茶的咖啡因相當於 7 罐紅牛、4 杯咖啡，每克茶葉中的咖啡因含量，一般在 20 毫克左右，高的能達到 40 毫克，泡茶的時候咖啡因很容易從茶葉溶出到水中。值得注意的是，市售的很多奶茶都是直接用濃縮茶粉，所以咖啡因含量通常更高。研究顯示，過高的咖啡因攝取量，會提高孕婦早期的流產率，並且減輕胎兒出生的體重，世界婦產科醫學會（FIGO）建議，懷孕期間每日咖啡因的攝取量應該小於 200 毫克，一杯 500cc 的珍珠奶茶，大約含有 200 毫克的咖啡因。

根據台灣食品藥物管理署的規定，自 2023 年 1 月 1 日起，超商、手搖飲等現場調製的飲料只要含有咖啡因成分，都必須標示該杯飲料的咖啡因總含量，或依紅、黃、綠色區分：

紅色：代表每杯咖啡因總含量 201 毫克以上。

黃色：代表每杯咖啡因總含量 101 毫克～200 毫克。

綠色：代表每杯咖啡因總含量 100 毫克以下。

手搖飲料中，通常含有咖啡因的成分有茶、咖啡、巧克力等。不同種類的茶，咖啡因含量也有所差異。一般而言，紅茶的咖啡因含量最高、綠茶次之，烏龍茶和普洱茶

最低。咖啡的咖啡因含量則取決於咖啡豆的種類、烘焙程度、沖泡方式等因素。巧克力的咖啡因含量則與可可含量成正比，可可含量越高，咖啡因含量越高。

此外，咖啡因的攝取量，並沒有一個絕對的標準，因為每個人的體質、習慣、敏感度都不同。一般而言，成人每天的咖啡因攝取量不宜超過 300 毫克、孕婦和哺乳期婦女則不宜超過 200 毫克、兒童和青少年則不宜超過 100 毫克。

正宗珍珠奶茶的珍珠是由樹薯澱粉製成的，樹薯澱粉製成的「珍珠」開始時是白色、堅硬而無味，煮沸後在焦糖糖漿裡浸泡數小時，直到變成黑褐色，這時會產生糊化反應，對水分的通透性變高、吸水膨脹，變得柔軟。不過，珍珠在飲料裡泡了一陣子，會變得軟爛、失去彈性；若放入冰箱保存，又會變硬不好吃。前者正是因為糊化反應，後者則是澱粉在低溫下會慢慢「結晶」，把分子間部分的水分擠出去而變得紮實，在口感上就會變得較硬而脆。珍珠的彈性並不好，一些黑心商家為了節省成本，就用人工合成的高分子材料——順丁烯二酸（Maleic Acid，馬來酸）添加進去，讓消費者獲得更好的口感，而且價錢便宜。為了保證珍珠在儲存和使用過程中不易變質，通常還會添加食用防腐劑——去水醋酸鈉。奶茶的顏色鮮美多歸功於色素，天然色素對人體的危害當然很小，但是有很多

色香味的誘惑：
美食零嘴隱藏健康陷阱，色素、香精、防腐劑讓你的健康悄悄破產！

不法商家為了利益，都使用人工色素，人工色素具有毒性，這些毒性源於人工色素中的砷、鉛、銅。

1928 年，德國化學家奧托‧迪爾斯（Otto Diels）和庫爾特‧阿爾德（Kurt Alder）發表了雙烯加成反應（大家都稱它為迪爾斯-阿爾德反應），而榮獲 1950 年諾貝爾化學獎。當時使用的反應物就是順丁烯二酸酐（Maleic Anhydride）。在台灣的食品中使用順丁烯二酸（酐）化學製澱粉是違法的，以國際標準來看，歐盟和美國都有針對順丁烯二酸及順丁烯二酸酐，訂出成人每公斤體重的每日耐受量（Tolerable Daily Intake，TDI，也就是一天吃進多少是可以接受的範圍），分別是 0.5 毫克以及 0.1 毫克。

2013 年 5 月，台灣爆發「毒澱粉」事件，「毒澱粉」順丁烯二酸殘害全台食品業，只要是口感 Q 彈的加工食品幾乎都淪陷，市售的芋圓、粉圓、黑輪、粄條和肉圓等產品，遭不當添加工業用黏著劑「順丁烯二酸酐」，使用這種技術的源頭指向台南市一位高中退休的化學老師。他每次以 50 萬～100 萬元的代價教導黑心廠商。他縱橫食品業十多年，熱衷食品技術，早在 2008 年就申請「食品用修飾澱粉的製造方法」專利技術，其中關鍵成分正是俗稱「馬來酸」的順丁烯二酸，所幸專利申請並未通過。

順丁烯二酸是工業用的黏著劑、樹脂原料、殺蟲劑的穩定劑、潤滑油的保存劑，美國食品暨藥物管理局早就明

令順丁烯二酸不得添加於食品中。有毒的工業原料竟然出現在食品（食用修飾澱粉）中，這簡直就是塑化劑風暴重現！許多主食類米製品、粉製品、魚漿製品、甚至有些麵粉製品，都含有修飾澱粉，以增加口感及美味。

　　台灣著名腎臟科醫師林杰樑生前說，在急性毒性的動物實驗中，狗狗每公斤體重餵食順丁烯二酸 9 毫克，只要吃一次，就足以造成腎小管壞死；若多次或更大量餵食，更會導致急性腎衰竭，必須洗腎才能活命。在慢性毒性方面，大鼠長期攝取濃度 0.5% 含順丁烯二酸的食物，或大鼠每天餵食順丁烯二酸每公斤體重餵食 20 毫克，就會導致近端腎小管病變。症狀包括糖尿、蛋白尿、無法排除體內有毒酸性物質，長期可能會有慢性腎病變、增加終生洗腎的風險。很多人血液檢驗正常，尿液中卻有糖分出現，就是近端腎小管損傷的結果。

　　到底順丁烯二酸對人體會有何傷害呢？以現有的文獻來看，順丁烯二酸無致癌性、無基因遺傳毒性、也無導致畸胎性，但可能有生殖毒性。以歐盟標準估計，2013 年 5 月，台灣「毒澱粉」事件，因被查獲的粉圓，順丁烯二酸含量高達 779ppm，黑輪順丁烯二酸含量高達 496ppm。因此，60 公斤體重的成人每天吃 40 公克的粉圓、或一碗 70 公克的黑輪，就會超過每天攝取的最大耐受值（TDI）。換言之，即會增加罹患腎病變的風險，更不用說體重較輕的

色香味的誘惑：
美食零嘴隱藏健康陷阱，色素、香精、防腐劑讓你的健康悄悄破產！

孩童或婦女。

「毒澱粉」事件至今事隔 11 年，林杰樑醫師生前曾說，順丁烯二酸雖不致釀出人命，但卻是致病高毒性，長期下來嚴重影響腎臟功能。不肖業者使用工業原料順丁烯二酸已有 10 年以上，這可能是國人洗腎率高居全球之冠的主要原因。事實上，順丁烯二酸並沒有嚴重的毒性，消費者不須過於緊張。但長期食用含順丁烯二酸的澱粉類食品，雖不會致癌，但會導致細胞變異，特別是損害腎臟和肺部，亦會刺激上呼吸道如引發哮喘病或導致皮膚敏感。對於腎臟功能欠佳的民眾而言，確實會損及其功能，目前順丁烯二酸已被列管為第四類毒化物。

「珍珠」中往往還會使用去水醋酸鈉（Sodium Dehydroacetate），去水醋酸鈉是一種白色粉末狀、無味道的防腐劑，其作用可使產品保存更久，變得更 Q 更蓬鬆，又不會影響食物本身的風味，所以被食品業者違法濫用於麵包、粉圓、麵條、饅頭、湯圓、芋圓、年糕、發糕、米苔目、布丁等。依據規定：去水醋酸鈉僅能使用於乾酪、乳酪、奶油及人造奶油；每公斤食物的用量為 0.5 克以下。麵粉及澱粉類產品不得添加去水醋酸鈉。去水醋酸鈉仍屬防腐劑中，毒性較強的一種，長期食用可能增加致癌風險。

「珍珠」中還會使用一種添加劑 —— 關華豆膠（Guar Gum），容易引起便秘。關華豆膠是種纖維，有助於將「珍

珠」凝固在一起；與水接觸時，纖維會膨脹，在大量食用且水分不足時，可能導致便秘。珍珠奶茶主要成分包含奶精，而奶精是由棕櫚油、椰子油、氫化植物油、甘油酯（Glyceride）、糖等製成，油脂含量相當高，熱量也高，而且珍珠是澱粉，飲料店又會加糖漿去煮，1 杯珍珠大約是 1 碗飯的熱量，如果 1 杯以 700cc 計算，全糖珍奶熱量約 730 大卡、少糖 650 大卡、無糖也有 530 大卡，就算無糖熱量也是極高。珍奶的甜味全來自高果糖漿及玉米糖漿，這兩者易使大腸的腫瘤細胞提高增生機會，大大增加罹癌機率！即使是原本沒有癌症的黏膜，若長期被高糖分浸養，也會養出癌細胞。市面上的珍珠奶茶大多是由奶精添加而成，並沒有真正的鮮奶。奶精一般都是由椰子油提煉而成，是屬於飽和度高的油脂，熱量高且幾乎沒有任何營養價值。

高果糖漿會增加三酸甘油酯堆積，不但會在體內形成大量膽固醇，也會造成血脂上升、血管粥狀硬化的問題。長期飲用的話，誘發高血壓、心臟病及糖尿病等疾病的機率非常高。若是加入珍珠的話，健康的危害就更大了，往往一杯珍珠奶茶就是成人一餐的熱量，除了徒增熱量及體重，更提高身體慢性發炎、肥胖的風險，成為慢性疾病的高危險群。

玉米糖漿甜度比一般蔗糖高、熱量較低、升糖指數

（Glycemic Index，GI）低，很多人以為改用玉米糖漿比較不容易胖，但是不只美國流行病學會的研究發現玉米糖漿很傷肝，《美國臨床營養學期刊》（American Journal of Clinical Nutrition）刊登的一項以猴子的研究也發現，吃玉米糖漿的猴子體重超重 50％以上，罹患糖尿病風險是對照組 3 倍，而且也發生脂肪肝。另外，美國加州大學發表的研究也指出，人們只要 12 天持續喝含糖飲料，就會引起人體脂肪肝並產生胰島素異常。台灣兒童含糖飲料（珍珠奶茶）喝太多、油炸食物吃太多，脂肪肝盛行率高達 14%，每 7 名兒童就有 1 人有脂肪肝症狀。「脂肪肝」是肥胖常見的合併症，在過去常常被認為是大人才會有的肝臟問題，

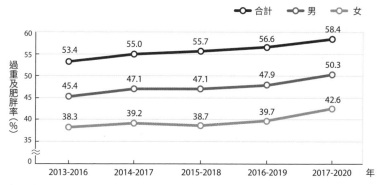

18 歲以上人口過重及肥胖比率（依年度分）

資料來源：衛生福利部國民健康署國民營養健康狀況變遷調查。
備註：1. 百分比經加權調整。2. 過重係指 24≦BMI≦27。3. 肥胖係指 BMI≧27。

但是在飲食習慣西化後，兒童肥胖逐漸盛行，目前國內學齡兒童每 4 人就有 1 人體重過重。

世界衛生組織（WHO）公布全球肥胖年報，台灣為東亞最胖第一名，肥胖率已高達 50.3%，平均每兩人就有一人有過重及肥胖問題（亦即 BMI 大於 24）。日本是全球最瘦的國家之一，肥胖率只有 4%，而且日本人有高達 60% 不愛運動，台灣喜愛運動的人口高達 82%。為什麼會這樣？關鍵就是飲食習慣不一樣。台灣人喜歡珍珠奶茶、手搖飲等含糖飲料，日本人喜歡白開水；台灣人習慣外食，吃的是高油、高糖、高鹽的菜餚以及超級加工食品，日本人習慣新鮮的魚類、蔬菜、水果。

■ 不含人工色素與防腐劑？廠商騙很大

日常生活中，97% 的食品都離不開食品添加物。它們無處不在，無孔不入地滲透到我們的日常飲食之中。有些加工食品聲稱「本品不含防腐劑」、「本品不含人工色素」、「純天然」，絕對是在誤導公眾。如果食品不加防腐劑，那食品會霉變，所產生的黃麴毒素（Aflatoxin）、赭麴毒素（Ochratoxin），都是天然存在的最強致癌物質，對於罹患某些病症的人群來說，食品添加物甚至宛如天使。比如糖尿病病人要控制糖分的攝取，食物中的蔗糖、葡萄糖、麥芽

　色香味的誘惑：
美食零嘴隱藏健康陷阱，色素、香精、防腐劑讓你的健康悄悄破產！

糖會讓血糖值升高，就需要低熱量甜味劑。

　　一塊普通的麵包，可能使用數量高達近 40 種的食品添加物，一瓶香甜爽口的果汁，果汁含量 30%，剩下的都是水、香精、色素勾兌出來的。芳香四溢的草莓奶昔中，並沒有鮮奶和草莓，哈密瓜水果糖中，沒有一點哈密瓜成分，藍莓點心不含藍莓，檸檬夾心餅乾也不含有任何檸檬的成分。我們每天都會無意間吃掉幾十種食品添加物，食品添加物有著「神奇」的功效，比如牛奶中常見的黃原膠（Xanthan Gum，XG），其實它的作用就是增稠，讓消費者在喝奶製品的時候，感覺牛奶更濃稠、口感更好。而在蜜餞中常見的阿斯巴甜，則可以增加產品的甜度。很多果汁、咖啡有濃郁的香味，正是因為使用了食用香料。

　　台灣孩童的零食、糖果、含糖飲料、果汁及冰品，常含有防腐劑及人工色素。孩童天天都暴露在這些有毒物質裡而不自知，難怪台灣孩童的過動及注意力不集中的個案越來越多。兒童過動症的盛行率國外在 5%～10%之間，台灣在 10%以上，男孩多於女孩，早產兒及剖腹產兒罹患過動症（ADHD）的機率較高，約在 60%以上。其實人工色素、防腐劑除了可能引發孩童過動及注意力不集中外，還會增加肝臟的負擔、皮膚過敏，引起孩童食慾不振、發育遲緩，還會使得孕婦生產的胎兒體重不足，因此許多先進國家都禁止使用在孕婦及孩童食品上。美國國家衛生研究

所曾宣稱，人工色素、防腐劑等是「ADHD」的誘因，並會引發呼吸問題與氣喘等過敏反應，美國小兒科醫學會也提出相同見解。

流行病學研究呈現的是相關性結果，而影響兒童過動症的原因眾多，如體質、基因、家族史與飲食習慣，無法直接推論人工色素是造成過動症的單一原因。美國食品藥物管理局（FDA）的一項報告中指出，人工色素與兒童過動症之間沒有因果關係，但該報告承認人工色素會使過動症和其他先前存在的疾病症狀惡化。該報告發布以來，有越來越多的研究者和數據表明，人工色素會引發健康問題。美國國家衛生研究院（NIH）的報告指出，食用人工色素對兒童的負面影響，並不局限於過動症。

紅湯圓、黃湯圓所添加的紅色 6 號、40 號以及黃色 4 號、5 號雖然皆為合法添加物，但同樣會引發孩童過動及注意力不集中。另外，若孩童吃到的是黑心業者添加「工業用染劑」的湯圓，還會產生噁心、嘔吐、肚子痛等腸胃道刺激反應。長期大量食用防腐劑，也可能引發腸胃道不適，甚至造成肝腎負擔。

美國禁止使用紅色 6 號、黃色 4 號食用色素。學齡前的孩子體內器官功能較不成熟，神經系統發育尚未健全，對化學物質也較敏感，長期食用含有黃色 4 號、5 號色素，紅色 6 號、40 號色素的食品，會影響神經傳導，造成孩子

色香味的誘惑：
美食零嘴隱藏健康陷阱，色素、香精、防腐劑讓你的健康悄悄破產！

自我控制力差、躁動、情緒不穩等問題。日前消基會抽查市面上的食品，發現濃縮果汁、乳酸冰棒和多數蜜餞，都含有這類人工色素。孩子的肝臟解毒功能、腎臟排泄功能尚未健全，若食用人工色素，易大量消耗體內解毒物質，干擾體內正常代謝功能，導致腹瀉、腹脹、腹痛、營養不良。孩童食用過量含咖啡因的食物（巧克力、可樂、茶、咖啡等）以及人工色素、防腐劑，只要一星期就有可能引起孩童注意力不集中、過動、學習障礙。依照《消費者保護法》第七條規定，業者對添加人工色素、防腐劑的食品，應主動標示相關警語，以提醒消費者。

一份發表於權威科學期刊《自然通訊》（Nature Communications）的動物研究指出，小鼠長期接觸「紅色40號」的人工色素，會誘發輕微大腸炎。研究團隊認為，小鼠在生命前期過早食用人工色素，可能會增加誘發大腸炎的敏感性。相同的，孩童時期也被認為是未來是否發生發炎性腸道疾病的關鍵時刻。雖然動物實驗顯示，人工色素會增加大腸炎風險，但是否對人體產生同等影響，尚需要更多研究佐證。

最近幾年頻繁出現的食品安全事件，還是讓很多人聞「食品添加物」而色變。如奶粉中的三聚氰胺、豆腐中的雕白粉（Rongalite）、小麥粉中的溴酸鉀（Potassium Bromate）、雞蛋中的蘇丹紅、餵豬用的瘦肉精等都屬於化工原料，是

政府明令禁止在食品中使用的有毒物質，而不是食品添加物。事實上，是添加物為不法食品生產商背了「黑鍋」，食品生產者在食品加工過程中，超量使用食品添加物，損害消費者利益，嚴重的甚至釀成災難。最後搞得食品添加物惡名昭彰，簡直比中國傳記性史書《列女傳》中的小寡婦竇娥還冤。市場上價格較高的傳統原料，往往捨棄不用，因為相對廉價的各種添加物，也可調配出一模一樣的味道。

許多哈密瓜水果糖中沒有一點哈密瓜成分，其顏色來自藍色 1 號和黃色 4 號的配合，味道來自香精。草莓奶昔既不含草莓，也不含鮮奶，草莓味是用 40 多種化合物精妙調配而成，草莓色來自合成紅色素，奶味則來自於脫脂奶粉、乳清蛋白（Whey Powder）和奶油的混合，最後用果葡糖漿（Glucose-Fructose Syrup）增加甜味，用關華豆膠（Guar Gum）、卡拉膠（Carrageenan）和磷酸鹽（Phosphate）等穩定劑、增稠劑製造爽滑細膩的口感。有些蛋糕店做蛋糕，不放雞蛋、牛奶，而是用蛋糕乳化劑（Sponge Cake S.P）代替，這種食品添加物由含反式脂肪酸的氫化植物油和乳化劑混合而成，大多數食品生產企業使用食品添加物的第一目標是為了降低成本。儘管大多數食品添加物本身的毒性微乎其微，但超量使用可能致病，也有少數毒性較強的食品添加物，超量使用甚至會致死。有位一歲半女童因吃了父親從路邊攤購買的炸雞後中毒身亡，醫院診斷表

明，女童死於亞硝酸鹽中毒。

　　食品添加物促進了食品工業的發展，被譽為現代食品工業的靈魂，本身並不是洪水野獸。常見的防腐劑有山梨酸鉀（Potassium Sorbate）、苯甲酸鈉（Sodium Benzoate），前者更好，也更貴一些，某些醬油用前者，某些用後者，這就形成了品質差別。食醋的總酸度高到一定值，不用加防腐劑。這些算是生活小撇步，買醬油與食醋時，不妨看看有沒有加防腐劑，加了哪種防腐劑，是不是價格不一樣。

　　抗氧化劑也算是廣義的防腐劑，可阻止、延緩食品被氧化，提升穩定性和保存期限，特別是水果、蔬菜的酵素褐變（Enzymatic Browning）與非酵素褐變（Non-Enzymatic Browning）。還有一種食品添加劑，是維持或提高食品的營養價值，防止營養不良和營養缺乏、促進營養平衡、提高人們健康水準。例如食鹽加碘，就能有效避免缺碘造成的大脖子病變。還有一類滿足特殊人群需求的營養添加劑，例如，糖尿病人不能吃糖，就可用低熱量甜味劑，如三氯蔗糖（Sucralose）或阿斯巴甜（Aspartame）代替蔗糖。以前人們做豆腐，使用鹽鹵（Brine），現在則使用葡萄糖酸內酯（Glucono Delta-Lactone）作為豆腐凝固劑。

　　食品添加物顧名思義，就是添加在食品當中的某些物質。聯合國食品添加物法典委員會將其定義為「有意識地加入食品中，以改善食品的外觀、風味、組織結構和儲藏

性能的非營養物質」。從某種意義上來說，沒有食品添加物，就沒有現代食品工業。

　　晚唐浪漫詩人杜牧經過驪山華清宮時，有感而發，寫了首詩，當中有兩句：「一騎紅塵妃子笑，無人知是荔枝來」，描述唐玄宗不顧千里迢迢，也要找人快馬加鞭為楊貴妃送上荔枝的故事。為何要快馬加鞭送荔枝？白居易的《荔枝圖序》寫道：「若離本枝，一日而色變，二日而香變，三日而味變，四五日外，色香味盡去矣。」只可惜當時沒有食品添加物。荔枝是不能久放的，唯一令荔枝保持新鮮的方法就是，讓它降溫，在荔枝下面放冰塊。不妨想想，不是每一個女人都有楊貴妃那般傾國傾城的迷人容貌，有人能為妳千里加鞭送上荔枝。我們能吃到天南地北的食物，靠的就是倍受罵名的食品添加物。它可謂是「現代食品工業的靈魂」。與其說十惡不赦的食品添加物，不如說十惡不赦的黑心商人。只要製造商嚴守《食品安全衛生管理法》，遵循國家標準，食品添加物就不會再被人們仇視，而能讓人們在吃的聖殿中，呈現一幅美輪美奐，香味四溢的美景。

　　在當今世界，食品添加物已經在各類加工食品中廣泛使用。例如二氧化碳是啤酒、汽水、可樂等飲料的防腐劑，口香糖中添加的木糖醇（Xylitol）是甜味劑，有各種口味是因為加了不同的香精，做饅頭、麵包用的雙效泡打粉（Double-Acting Baking Powder）是複合膨脹劑（Leavening

色香味的誘惑：
　　美食零嘴隱藏健康陷阱，色素、香精、防腐劑讓你的健康悄悄破產！

Agent）。那麼食品添加物到底是天使還是魔鬼？沒有防腐劑的醬油會發霉，沒有抗氧化劑的食用油會變質，對於宣稱「不含防腐劑」的食品，消費者要理性看待。有些食品不使用防腐劑，而是利用高糖、高鹽抑制微生物的產生，但高糖、高鹽飲食同樣也會帶來健康風險。

人類使用食品添加物的歷史十分久遠，公元前 1500 年的埃及墓碑上，就描繪了糖果的著色；葡萄酒也在公元前 4 世紀，就有人工著色的工藝；中國製作豆腐的凝固劑——鹽滷約在東漢就已應用，並沿用至今；作為肉製品防腐和保色的亞硝酸鹽，約在南宋時就用於臘肉生產，並於 13 世紀傳入歐洲。蒸饅頭時加入的鹼（酸度調節劑），以及烤麵包時使用的小蘇打（膨脹劑），也都是歷史悠久的食品添加物。一般來說，天然的食品添加物比化學合成添加物更安全，特別是來自蔬果等食物的添加劑安全性更高。天然食品添加物成本高、品質不一等缺點也逐漸被克服，現代生物技術也為天然食品添加物的生產開闢了一個嶄新的領域。人們從作為食品添加物的天然萃取物中，發現許多具有不同營養、生理功能的物質，如杜氏鹽藻（Dunaliella Salina）中的 β-胡蘿蔔素（著色劑，具有營養作用）以及從甘草中提製的甘草酸單鉀（Monopotassium Glycyrrhizinate，甜味劑，具抗肝炎作用）等，從而使食品添加物朝向天然、營養、多功能的方向發展。

發展至今，食品添加物已經開發出許多功能。數據顯示，在日本，一個人每天攝取的食品添加劑大約是 10 克，與人均每天食鹽的攝取量大致相當。吃一個三明治，可能同時吃進去乳化劑、酵母粉、調味料、香料等 20 多種添加劑。

　　世界各國對食品添加物的定義不盡相同，聯合國糧農組織（FAO）和世界衛生組織（WHO）的食品添加物專家委員會對食品添加物定義為：在食品製造、加工、調整、處理、包裝、運輸、保管中為技術目的添加的物質。食品添加物是有意識地以少量添加於食品、以改善食品外觀、風味和組織結構與儲存性質的物質。

　　我國對食品添加物的使用有著悠久的歷史。早在遠古時期就有在食品中使用天然色素的紀錄，如《神農本草》、《本草圖經》中就有用梔子染色的記載，大家熟悉的用鹽鹵、石膏凝固豆漿的加工方法，北魏時期的《食經》、《齊民要術》中也有記載。

　　食品添加物被譽為現代食品工業的靈魂，主要是它為食品工業帶來許多好處：

1. 便於食品的生產、加工、包裝、運輸或儲存。防腐劑可以防止微生物引起的食品腐敗變質，延長食品的保存期，抗氧化劑可阻止或延遲食品的氧化變質，以提高食品的穩定性和保存期限。

　　色香味的誘惑：
　　　　美食零嘴隱藏健康陷阱，色素、香精、防腐劑讓你的健康悄悄破產！

2. 改善食品給人的觀感,適當使用著色劑、食用香料以及乳化劑、增稠劑等食品添加劑,可明顯提高食品的吸引力,滿足人們不同的需求。

3. 維持或提高食品的營養價值,在食品加工時適當添加某些天然的食品營養強化劑,可以提高食品的營養價值,對提升人們健康水準具有重要意義。

4. 作為某些特殊膳食的必要配料或成分,如糖尿病病人不能吃糖,就可以用低熱能甜味劑來生產無糖食品,滿足糖尿病病人的特殊需求。

　　食品添加物的種類繁多,尤以人工色素及防腐劑最為常見。1856 年,年紀只有 18 歲的英國人威廉‧亨利‧帕金(William Henry Perkin,1838～1907)合成世界上第一種人工色素——苯胺紫(Mauveine)之後,人工色素便開始扮演改變食物顏色的舵手。隨著醫學和人類社會的不斷發展進步,人工色素對人體的危害開始暴露在人們的眼球下。1968 年～1970 年蘇聯曾對莧菜紅(Amaranth)這種色素,進行長期的動物實驗,發現致癌率高達 22%。美、英等國的科研人員在做過相關研究之後發現,不僅是莧菜紅,許多人工色素也可能導致腹瀉,有些人工色素在人體內可能轉換成致癌物質。

　　人工色素為化學合成的色素,許多文獻指出食用過量

的人工色素會對人體造成傷害，如生育力下降、畸形胎，甚至可能會致癌。

　　食品添加物最初為天然存在的物質，例如多種莓類均含有苯甲酸（Benzoic Acid）、乳酪發酵過程產生丙酸（Propanoic Acid）、醋發酵產生醋酸（Ethanoic Acid）等，這些酸除賦與食品特殊風味外，同時因酸鹼度下降，也抑制微生物生長，延長食品的保存時間。食品添加物的使用目的也很多元，例如香腸添加亞硝酸鹽除可維持鮮紅肉色外，更重要的是可以防止肉毒桿菌中毒，沙拉油添加維生素 E 可以防止油脂氧化，餅乾、鬆餅添加膨脹劑產生鬆軟口感，醬汁中添加黏稠劑增加附著性及口感，甜味劑可讓不適合吃甜食的人，也可以選擇具甜味的食品。

　　為了避免人工色素的危害發生，許多國家已嚴格管制人工色素的使用，並鼓勵多使用天然色素，如茄紅素和胡蘿蔔素。歐盟採用預防原則規定，所有添加人工色素的食品都需要標示：「可能對兒童的活動與注意力造成不良影響」。以台灣來說，目前官方核准使用，以煤焦油製成的「人工合成色素」有 8 種，分別是紅色 6 號、紅色 7 號、紅色 40 號、黃色 4 號、黃色 5 號、綠色 3 號、藍色 1 號、藍色 2 號。

　　美國食品藥物管理局（FDA）認為，目前多國的實驗並無直接的證據或是足以採信的樣本數，可以證明食用人工色

色香味的誘惑：
美食零嘴隱藏健康陷阱，色素、香精、防腐劑讓你的健康悄悄破產！

素，對人體會造成直接的傷害。站在商業角度來看，不管在成本上、安定性、時效、與顏色的鮮豔度，人工色素還是較廣為大家使用。但對於人工色素的疑慮越來越多，在健康意識逐漸抬頭，許多國際食品廠商都開始採用天然色素，作為唯一著色劑使用，如 M&M 巧克力、麥當勞、星巴克等。目前台灣核准的天然色素共有 46 種，例如最常聽見的花青素（Anthocyanin）、胡蘿蔔色素（Carrot Colors）、蝦色素（Shrimp Colors），其中紅甜菜色素（Beet Red Color），因具有抗氧化性質且屬於非動物性來源，廣泛運用於糖果、飲料和冰淇淋等食品中，為食品業最常使用的天然紅色食用色素之一。

日本政府早在 30 年前已經嚴格管制人工色素，在其國內食品大多使用天然色素如：紅色的茄紅素、黃色的胡蘿蔔素等。人工色素不僅會對人體內各種活性酶的正常功能造成干擾，影響蛋白質、脂肪、維生素等營養物質的代謝，還會對胃黏膜形成刺激，影響胃的消化功能，並會增加腎臟負擔，使腎功能受到影響。

行政院消費者保護會抽查市售食品的含鋁量，大多超出建議的 100ppm（mg/kg）標準量，海帶捲超標 14 倍（1,441.61ppm），糕餅超標 6 倍（608.02ppm）、蛋糕也超標 5 倍（530.12ppm）等。聯合國糧農組織及世界衛生組織聯合的食品添加物專家委員會（JECFA）發表研究報告建

議，將每人每周「鋁」的容許攝取量暫定為每人每公斤體重為 2mg。歐盟標準則較為嚴格，訂為 1mg。食品含鋁量過高，主要是加入過多的含鋁食品添加物，因為這種食品添加物（如明礬、含鋁膨鬆劑）可讓食品膨脹、延長保存期間、收水或富有彈性等。人體食用鋁含量過高的食物，可能對生殖系統和發育中的神經系統造成損害。

食品添加物是為了符合現代生活需求而發展出的，它們延長了食品保存期限，然而其中的化學成分卻也導致許多現代文明病的增加，因此有必要深入了解以下這八種食品添加物及其對健康可能造成的危害。

1. 防腐劑：常用在乾酪、乳酪、奶油、人造奶油，攝入過多的防腐劑，輕則會引起流口水、腹瀉、肚痛、心跳加快等症狀；重則會對胃、肝臟、腎臟造成嚴重危害，更會增加癌症的罹患率。也可能引發孩童過動及注意力不集中，增加肝臟的負擔、皮膚過敏，引起孩童食慾不振、發育遲緩。

2. 抗氧化劑（BHA、BHT）：常用在油脂、速食麵、口香糖、乳酪、奶油，BHA 確定為致癌劑，BHT 有些研究顯示具有致癌性。

3. 保色劑（亞硝酸鹽）：常用在香腸、火腿、臘肉、培根、板鴨、魚乾，與食品中的胺結合成致癌物質「亞硝酸胺鹽」，過量將破壞紅血球送氧功能、引發中毒反應。

4. 膨脹劑：常用來提升包子、油條、麵食、糕點（如饅頭等）等食物的蓬鬆度，並製造柔軟或酥脆的口感。由於膨脹劑含鋁，長期食用過量的鋁，恐導致腦神經退化、記憶力衰退，最後變成老人癡呆，而老年痴呆症患者大腦中的鋁含量，更是高出一般人的 10 倍～30 倍；其他潛在風險也包含心肺功能降低、骨質疏鬆、缺鐵性貧血、消化不良、脹氣、體弱無力、出現皺紋等。

5. 人工色素：常用在餅乾、糖果、油麵、醃黃蘿蔔、火腿、香腸、飲料，過量食用人工色素會加速孩子體內鋅元素的流失，流失的結果就是過動症、情緒煩躁、生長遲緩，智力發育遲緩，成年男性則會產生生殖障礙。也會引起蕁麻疹、氣喘、過敏。

6. 調味劑：日常生活中常見且必備的添加物，像是味精等，用來增加或調整食物的味道。其中又可分為鮮味劑、酸味劑等不同種類，用在許多醬油、果凍、加工食品等。如果是高血壓、心臟病、腎臟等疾病的限鈉患者，應避免食用過量的鈉。

7. 人工甜味劑（糖精）：常用在蜜餞、瓜子、醃製醬菜、飲料，由動物試驗顯示，會導致膀胱癌，阿斯巴甜常用在飲料、口香糖、蜜餞、代糖包，會有眩暈、頭痛、癲癇、月經不順、損害嬰兒的代謝作用。

8. 漂白劑：常用在冰糖、新鮮蔬果沙拉、澱粉，可能會造

成過敏、氣喘、蕁麻疹、腹瀉、嘔吐等。

　　食物是歷史的註腳，人類的文明史，就濃縮在飲食裡。食品添加物並非十惡不赦，它在人類吃的歷史中，一直扮演關鍵性的元素，為食物增加美麗的色澤、香味、口感，像魔法一般，令人垂涎欲滴。台灣歷經一連串的食安風暴，台灣人對食品添加物避之唯恐不及，但你是否想過，沒有食品添加物的世界，會是什麼樣子？香腸如果沒有添加亞硝酸鹽（Nitrite），顏色就不再是討喜的紅色，更可能產生致命的肉毒桿菌。比起食品添加物的風險，民眾更該擔心的是高糖、高鹽、高油的飲食，這才是飲食中的健康殺手。

　　每次看到食品添加物禁用的新聞，都令我感慨不已，為何沒有足夠的安全證據，就批准使用食品添加物？相反地，卻要等到有相當多的研究報告顯示，食品添加物會危害身體健康才禁止，當年反式脂肪就經歷了這樣的過程。

　　儘管美國食品藥物管理局（FDA）尚未禁止，但加州立法機關最近通過一項將於 2027 年 1 月 1 日生效的《加州食品安全法》（California Food Safety Act），禁止在提供人類的食品中使用溴化植物油（Brominated Vegetable Oil，簡稱 BVO）、溴酸鉀（Potassium Bromate）、對羥基苯甲酸丙酯（Propylparaben）和紅色 3 號食用色素赤蘚紅（Erythrosine，在台灣就是紅色 7

色香味的誘惑：
　　美食零嘴隱藏健康陷阱，色素、香精、防腐劑讓你的健康悄悄破產！

號）等四種食品添加物，該法認為這些添加物對加州居民造成健康和安全問題。根據加州環境健康危害評估辦公室（California Office of Environmental Health Hazard Assessment）報告稱，紅色 3 號食用色素（FD&C Red No.3）尤其被證明會影響兒童過動症和其他行為問題。其他科學研究也表明紅色 3 號食用色素，會導致癌症和其他健康問題。紅色 3 號食用色素被用於近 3,000 種食品，包括彩虹糖（Skittles）、營養奶昔以及各種口味的糖果（薄荷味、漿果味、櫻桃味）。

紅色 3 號色素於 1907 年，首次獲准作為食品添加物，但有研究發現紅色 3 號色素有導致老鼠罹患甲狀腺癌的風險，因此 FDA 於 1990 年禁止作為化妝品的添加物。事隔 34 年後，加州成為美國第一個禁止紅色 3 號色素作為食品添加物的州。由非營利組織美國消費者聯盟在 1936 年創立的《消費者報告》（Consumer Reports）雜誌評論：「禁止塗抹在皮膚上，但可以添加在食品中，完全不合乎邏輯。」

在柑橘味的無糖汽水中添加的溴化植物油，可以用作乳化劑和穩定劑，讓油和水能夠較為密合，美國食品藥物管理局曾在 2023 年 11 月提議禁止這種添加劑，因近期研究表明它可能對神經系統造成影響，導致甲狀腺問題。更早的研究發現，這種添加劑還會損害生殖系統。由於其潛在風險，包括可口可樂（Coca-Cola）和百事可樂（Pepsi）在內的許多大品牌，最近都停止使用此物質。**溴化植物油**

並非台灣准許使用的添加物，依法不得添加於食品中，但它經常出現在進口的碳酸飲料中（無糖汽水營養成分標籤末端的成分），產品原文標示有 BVO，中文標示為「玉米油或大豆油」。

麵包裡的魔鬼──溴酸鉀（Potassium Bromate），使用了溴酸鉀後的麵粉更白，製作的麵包能快速膨脹，更具有彈性和韌性。台灣的衛生福利部早已公告禁用溴酸鉀。雖然近年來幾乎不曾傳出溴酸鉀被違法使用於麵包製程中，但溴酸鉀如果沒有被更嚴格規範的話，會不會成為下一個食安事件的主角呢？麵包、餅乾、玉米餅等等，都離不開它。世界衛生組織（WHO）、國際癌症研究機構（International Agency for Research on Cancer）鑒於動物研究結果，判定此添加劑「可能會使人類致癌」。

防腐劑對羥基苯甲酸丙酯（Propylparaben），食藥署限定的濃度，不得超過總量的 0.14％。常見於包裝烘焙食品，尤其是糕點和玉米餅，食用此物質恐破壞內分泌系統功能，降低女性生育能力。溴化植物油和溴酸鉀與呼吸和神經系統損害有關，而對羥基苯甲酸丙酯可能會對人類生殖系統造成損害。可口可樂（Coca-Cola）和鄧肯甜甜圈（Dunkin' Donuts）等幾家世界知名的大企業，已經自願停止使用這些添加劑。對羥基苯甲酸丙酯對女性的影響包括更年期提前、乳腺癌風險增加，子宮內膜異位症可能導致不孕症以及代謝

色香味的誘惑：
美食零嘴隱藏健康陷阱，色素、香精、防腐劑讓你的健康悄悄破產！

症候群，這會增加罹患心臟病、中風和糖尿病的風險。對男性健康的破壞性影響：從精子損傷到睪丸較小。歐盟 27 個國家以及許多其他國家，已禁止使用上述四種食品添加物。

二氧化鈦（Titanium Dioxide），原本也被加州立法機關列在禁止食用的法案中，但最後不知什麼緣故，沒有得到民主、共和兩黨多數議員的支持而被刪除。不過，五個美國消費者權益保護組織正在請求美國食品藥物管理局撤銷對二氧化鈦作為人工色素的批准，認為它會在體內積聚並對免疫系統和大腦造成傷害。二氧化鈦是一種有爭議的人工色素，美國食品藥物管理局對二氧化鈦安全性的最後一次審查是在 1973 年（1966 年首次批准用於食品）。彼時，美國食品藥物管理局認為這種化學物質是安全的，不會被人體吸收。五十年之後，隨著技術的發展，目前的研究表明，二氧化鈦納米顆粒（Nanoparticle），可以被消化系統吸收。歐洲食品安全局於 2018 年更新了關於食品添加劑中納米顆粒潛在風險的指南，並以此來重新評估二氧化鈦，最終歐盟於 2022 年 2 月開始禁止使用二氧化鈦作為食品添加劑，但美國仍在使用，這導致了加州消費者對美國瑪氏企業集團（Mars）提出集體訴訟，因瑪氏在其食品中使用了這種成分。由此引發的爭議是，絕大多數食品添加劑相關研究都在動物身上開展，因為對人類進行毒理學研究是困難且不道德的，既然尚無人類實驗確證風險，那就不能說

「除去飲食中的二氧化鈦就能減少癌症病例數」。

　　然而，任何旨在減少致癌物接觸的措施，包括已確認的致癌物也好，疑似致癌物也好，都是正確、應當被鼓勵的。正如華盛頓大學兒科教授席拉·沙提亞那拉亞那（Sheela Sathyanarayana）博士所說：「食品的添加劑問題（有害物的劑量），我們的監管機構可能忽略了，但日積月累的攝入，令隱患不斷積聚。」二氧化鈦在食品中應用之廣泛令人驚訝，這種白色色素存在於 1,800 多種食物中，從雞肉到薯條，其中更有許多是兒童食品。以下是幾種可能含有二氧化鈦的食物：糖果、口香糖、烘焙食品（麵包和點心等）、乳製品、調味料。美國食品暨藥物管理局規定：二氧化鈦的含量不得超過食物重量的 1%。**二氧化鈦可於台灣的各類食品中，視實際需要適量使用。**

■ 美國人捨棄漢堡薯條改吃壽司

　　麥當勞的熱狗、薯條、牛肉漢堡，曾經是美國人最常見的主食。美國人認為，吃超級加工食品沒什麼不好，美味、快速、便利、價廉，這樣的觀念，影響了美國近百年，直到《麥高文報告》（Mcgovern Report）的出現。1977年，美國人遇到了來自健康方面的新問題，富裕的美國成為全世界健康狀況最糟糕的國家，在前 20 名先進國家之

色香味的誘惑：
美食零嘴隱藏健康陷阱，色素、香精、防腐劑讓你的健康悄悄破產！

中，美國人最胖且美國的醫療費用居於榜首，美國老百姓充滿了肥胖、心血管疾病、心臟病、糖尿病、腦中風、憂鬱症、自殺，發育障礙也層出不窮，美國幾乎成了「美洲病夫」。

健康問題引起了美國民眾的普遍不安，也威脅到美國的國家財政，基於此危機感，美國參議院在當年設立了「國民營養問題美國參院特別委員會」，由喬治‧麥高文（George S. Mcgovern）參議員擔任主席，委員會收集全世界飲食與健康的相關資料，經當時最權威的醫學家、營養學家研究結果，寫成有史以來最龐大的飲食健康報告，厚達五千頁的《麥高文報告》，在美國社會引爆了幾近於恐慌狀態的震撼！

這份報告發表後，美國人突然發現，他們最信賴的飲食生活出了問題。因為報告的結論指出，大部分疾病的原因來自於過去「錯誤的飲食生活」，應該立即改變飲食習慣，這是使美國人恢復健康的唯一方法。《麥高文報告》建議美國民眾，放棄「五高飲食」，選擇「五低飲食」，即從高卡路里、高蛋白質、高脂肪、高糖量、高精緻化，導向低卡路里、低蛋白質、低脂肪、低糖量、低加工化的飲食生活。

《麥高文報告》一百八十度完全顛覆了當時美國人對食物的認知，並將日本元祿時代（1688 年～1704 年）以前的

食材，定義為最理想的食物。元祿時代以前的日本人，以未經加工的糙米壽司為主食，再配上季節蔬菜或海藻類，動物性蛋白質則從小型魚貝類中攝取。可惜的是，《麥高文報告》在當時的美國，由於損害了很多經濟組織的利益，受到了來自食品界、農業團體和醫療界的強烈反對，這位1972 年民主黨總統候選人，美國的良知麥高文參議員也因此斷送了政治生命。

今天的美國，壽司是大受歡迎的食品，美國人認為它新鮮、自然、不含人工添加物。從洛杉磯到紐約、芝加哥、休士頓、費城、華盛頓、舊金山、西雅圖，壽司是情侶約會時餐桌上的寵兒。美國的連鎖超市，不管是美系的艾伯森（Albertsons）、拉佛斯（Ralphs），日系的三和（Mitsuwa），韓系的錫安（Zion）、H 商場（H mart），都設有壽司專櫃，每天專人現場製作新鮮壽司販售，供不應求。《華爾街日報》報導，壽司正在變成美國人的主食，愈來愈多消費者選購壽司。根據市場研究公司瑟卡納（Circana）的資料，自 2020 年首季至 2023 年首季，美國零售壽司的數量增加了 53.7%，每年達 6,560 萬份，總值增加了 73.5%，達 6 億美元。美國人每吃五份外賣餐食，就有一份是盒裝壽司，壽司可說已成為美國人的主流食品。

世界第三大零售商，也是美國最大的連鎖超市克羅格公司（The Kroger Company），已祕密成為美國最大的「壽司」

色香味的誘惑：
美食零嘴隱藏健康陷阱，色素、香精、防腐劑讓你的健康悄悄破產！

銷售商。克羅格每年銷售超過 4,400 萬份壽司。美國消費者追求簡單、健康、易於攜帶的餐點，食品超市的壽司已成為「心目中的首選」。該集團旗下有多間連鎖超級市場，在全美 35 個州有 2,700 間分店，每周售出超過 100 萬份盒裝壽司，是集團發展最迅速的部門。由於壽司熱賣，其他美國超市也加入壽司大戰，包括艾伯森（Albertsons）和電子商貿巨頭亞馬遜旗下的「全食」（Whole Foods Market）等，都紛紛推出壽司。現在一些美國孩童的午餐盒裡，已經開始出現壽司，不再是傳統的三明治、薯條和漢堡。

曾經只是一道異國料理的壽司，因為成功抓住美國人的胃，成為新興的美國國民美食。美國出售的壽司未必採用日本當地的傳統做法，比如加利福尼亞壽司卷、毛毛蟲壽司卷等，對壽司進行了徹底的本土化改造。「我覺得美國與日本壽司最大的區別在於，消費者對於壽司的寄望，美國人喜歡色彩繽紛、塞滿食材的壽司，日本人卻相信真正好的壽司是簡單的——好的米、新鮮的生魚片。」洛杉磯米其林二星行政主廚松來洋平（Yohei Matsuki）一語道出癥結點。壽司影響力的快速擴大，還得益於在美國奮鬥的日本壽司人不受傳統的束縛，對壽司進行改造，使之更適合美國人的口味，最有代表性的就是加利福尼亞壽司卷。

加利福尼亞壽司卷最先出現在洛杉磯小東京的壽司店「Tokyo Kaikan」，如今這種壽司甚至傳回了日本，並被不少

日本人所接受。因季節關係無法獲得鮪魚，壽司師傅想到用口感相似的酪梨和帶有魚類風味的蟹肉代替鮪魚。之後，因為美國人吃不慣海苔的味道，就將原來捲在外面的海苔，改鋪在米飯的內側，使得美國消費者更易於入口。依照日本的傳統，能否確保海苔的乾脆是檢驗一名壽司師傅手藝好壞的關鍵標準。但是，接受了「將海苔捲在內側」，就等於跳出了日本傳統的束縛，任由創意盡情發揮。

發明這些創新壽司的是從日本來到美國的年輕料理人，在日本若想成為獨當一面的壽司師傅，首先要在底層摸索打滾數年，而且還要應對苛刻嚴厲的晉級考驗。那些想要擺脫這種傳統體制的年輕料理人，不惜遠渡重洋來到美國尋找機會，憑自己的想像和努力，製作出美國人喜愛的壽司，儘管這種「Sushi」在挑剔的美食家眼中，根本不是「壽司」。然而，現在的壽司已不僅僅是「日本的壽司」，而是發展成源自日本的全球美食。

去年（2023）下半年，全球第三大零售業者好市多（Costco），在其位於西雅圖東部的伊薩闊市（Issaquah）門市，推出了現做壽司服務，很快便吸引了很多顧客大排長龍，想要嘗鮮新品。根據《西雅圖時報》（The Seattle Times）報導，Costco 一直在進行一項「祕密壽司計畫」。Costco 的員工甚至飛到日本研究不同的壽司米，與日本「米飯大師」合作，幫助解決壽司米飯在放置一天後變乾硬的

色香味的誘惑：
美食零嘴隱藏健康陷阱，色素、香精、防腐劑讓你的健康悄悄破產！

問題。經過多次測試，Costco 最終選擇了加州越光短粒米（Tamaki Gold Rice），這種米的黏稠度正好，在低於攝氏 40 度溫度下儲存時，在冰箱中也不會變乾、變硬。

Costco 表示，現做的壽司與他們在其他門市推出的盒裝壽司不一樣。這種壽司不是別家 Costco 那種米飯發硬，生魚片顏色也不怎麼新鮮，由中央廚房配送的預製壽司，而是真正的「新鮮現做壽司」！別家 Costco 壽司店的加利福尼亞壽司卷，用的大部分都是假蟹肉，但這家 Costco 的加利福尼亞壽司卷，使用真正蟹肉，為了能滿足消費者目前的熱情需求，現在 Costco 壽司部的員工每天凌晨 3 點就要上班。目前門市每天能提供 8～10 種不同的壽司，每天推出 4 次新鮮出爐的壽司。和其他大型超市熟食部不同，24 小時內沒有賣出的壽司，將從貨架上移除。

伊薩闊市（Issaquah）的 Costco，是全美第一家提供店內新鮮製作壽司、生魚片的店，Costco 未來計畫將這些新鮮壽司和生魚片，帶到全美更多 Costco。

美國半導體公司的集中地矽谷，有一群全世界最聰明的人，主宰全球科技趨勢。矽谷科技人可不是肥滋滋的「宅男」，他們對身材體態的要求，嚴格程度超乎你的想像。根據美國疾病預防與控制中心（CDC）最新的數字：加州肥胖人口比率 28%，擠進了全美「苗條州」，是美國肥胖人口比率最低的五個州之一。老美愛吃漢堡、薯條、可樂、洋

芋片等垃圾食物，舉世聞名，不過在加州矽谷，這些超級加工食品可就不太受歡迎了！矽谷科技人現在流行吃壽司和堅果，壽司包含多種營養豐富的食材，口味又清淡，被許多人認為是健康的食物。美國連鎖超市販賣的壽司，大多以生魚片壽司、加利福尼亞壽司卷為主，生魚片壽司是 Omega-3 脂肪酸的良好來源，Omega-3 脂肪酸能夠有效降低高血壓和心臟病的發病率。加利福尼亞壽司卷包括米飯、海苔、酪梨、黃瓜和蟹棒，酪梨是金氏世界紀錄所記載最營養的水果，也是唯一含單元不飽和脂肪酸的水果，對腎臟、心臟和神經功能有益。

對忙碌的矽谷科技人來說，美式迴轉壽司吧最大的好處就是省時方便，跟漢堡店一樣。就算點了特殊菜色需要現做，師傅也是手起刀落毫不龜毛，三、五秒鐘捏成一個壽司。何況加州人中餐喜歡吃「輕食」（Light Meal，輕淡、低熱量），壽司成了沙拉吧餐廳以外的最佳選擇。堅果含有木脂素（Lignan）、生物類黃酮（Bioflavonoids）、礦物質、抗氧化物、植物性蛋白質和可降低膽固醇的植物固醇（Phytosterol），能夠有效預防心臟病，被美國《時代》（Time）雜誌評選為現代人的十大營養食品之一。

除此之外，美國有愈來愈多人開始實行無麩質飲食法（Gluten-Free Diet），嚴格戒斷含有麥麩的食物，如義大利麵、披薩、啤酒、燕麥、起司、三明治、醬料、蛋糕、麵

色香味的誘惑：
美食零嘴隱藏健康陷阱，色素、香精、防腐劑讓你的健康悄悄破產！

包、餅乾與蛋糕等精緻食物，改以馬鈴薯、玉米、蔬菜、豆類、堅果、海鮮、米類等為主。美國最具影響力的名人、電視知名節目主持人歐普拉（Oprah Gail Winfrey），在減肥排毒計畫表裡，排除了麩質類食物；網球史上球王在位周數最長的紀錄保持人，並贏得 24 座大滿貫冠軍的諾瓦克·喬科維奇（Novak Djokovic）宣稱，無麩質飲食法幫他減輕體重，讓自己身體移動更快速；美國前第一千金雀兒喜·柯林頓（Chelsea Victoria Clinton）的婚禮，受到媒體矚目的是婚禮中出現的 4 呎高、500 磅重的無麩質蛋糕。

■ 人民的食安不能靠僥倖

十三年前台灣爆發塑化劑食安事件，逐步建立「食品追溯追蹤系統」，期待能有效防阻黑心食品，令人遺憾的是，十三年過去了，台灣食安把關能力仍是原地踏步。回顧塑化劑污染食品事件，我們是否學到什麼教訓？不！完全沒有，依然麻木不仁，令人汗顏！2024 年 2 月台糖冷凍梅花肉片被驗出含有瘦肉精西布特羅（Cimbuterol），各式辣椒粉、辣椒油、咖哩粉、胡椒鹽、黑白胡椒粉、沙茶醬、雞心粉、蝦味先（香辣口味）、菜脯餅、香辣豬肉乾等，竟含有可能致癌物「蘇丹紅」。瘦肉精、蘇丹紅事件，再次撼動整個台灣社會，深刻而殘酷地突顯出貪婪無厭的

奸商和失能貪腐的政府，如何為害無辜社會大眾的健康與生命安全。

回首十多年前台灣的衛福部長在接受外國媒體專訪時就表示，為了重拾國際人士對台灣食品安全的信心，重建美食王國的美譽，將嚴格管理食品原料源頭，建立追蹤管理系統，定期抽查，才能維護台灣的食品安全。如今又爆出瘦肉精、蘇丹紅事件、小林製藥紅麴到「寶林茶室」邦克列酸食物中毒，我們不禁要問，這個政府究竟怎麼了？台灣民眾七成是外食族，特別需要重視食安問題。2019 年7 月底，台灣 TVBS 電視台針對台灣夜市所使用的醬油進行追查，結果發現，夜市小吃攤常用的醬油，進貨成本比礦泉水還便宜。循線追查夜市小吃攤採購的醬油製作來源時，赫然發現只要一鍋水加上色素、糖、鹽巴、調味劑，一、二個小時就可以做出一大桶化學醬油。恐怖的是，這些化學醬油可能含有被世界衛生組織認定為 2B 致癌物的 4-甲基咪唑。當電視台記者詢問行政院食安辦公室主任，想了解政府如何把關食安問題時，得到的答覆是：「我們吃這種化學醬油已經吃了二、三十年了。」言下之意究竟是表示無奈，還是主管機關被質疑時一貫的說詞：化學添加物都是合法的。不可思議的是，五年後（2024 年 3 月）這位行政院食安辦公室主任，面對蘇丹紅事件在立法院接受立委質詢時，竟然大言不慚地說，蘇丹紅和咖啡、茶一樣被列

🌿 色香味的誘惑：
美食零嘴隱藏健康陷阱，色素、香精、防腐劑讓你的健康悄悄破產！

為第三級致癌物，不用太緊張、恐慌。

　　蘇丹紅早已是老問題，台中市衛生局於 2017 年抽驗市售蛋黃酥，竟在鹹蛋黃中檢出蘇丹色素四號，含量達每公斤 1.34 毫克，引發關注。雖然當時環保署隔年就將蘇丹紅列入第四類毒性化學物質，沒想到，時隔七年，類似情景再度重現，甚至變本加厲，遭波及食品種類眾多，幾乎無一倖免。食藥署早已設置「食品追蹤追溯系統」，但這次看來幾乎失靈，完全破功，最大漏洞為僅要求資本額超過三千萬的業者強制登錄，這讓南部違規廠商混水摸魚，在中國大陸開設公司，派員至農村收購辣椒粉原料，初次加工後再賣給由親友掛名的十多家公司，大鑽邊境抽檢漏洞，巧妙規避追溯系統。違規貨品一經查獲，選擇退運，只要換個進口公司，就可以再次闖關，這正是這次蘇丹紅食安風暴鋪天蓋地，愈演愈烈，牽連甚廣的主因。

　　這次風暴主要是因為台灣生產的辣椒量不足以供應、滿足全年度所需，而中國大陸生產的新鮮辣椒價格只有台灣的 20%～25%，辣椒產季集中且量多。辣椒必須要乾燥保存，但在烘乾後顏色會變為「暗紅色」，完全不符合菜肴的「色、香、味」，所以廠商蓄意違法加入蘇丹紅。棕櫚油也是要橙紅色才好看，許多國家都曾發生棕櫚油添加蘇丹紅事件，國外超市的棕櫚油有高達 30%被驗出含有蘇丹紅。2003 年～2024 年歐盟食品預警系統通報（RASFF）的

資料顯示，共有 836 件食品被驗出蘇丹紅色素，不合格產品大多數為棕櫚油、辣椒粉、調味醬料、香辛料、薑黃及咖哩等產品；其中棕櫚油占了 207 件，高於辣椒粉製品 168 件。

比對食藥署邊境檢驗資料，2015 年～2024 年蘇丹紅色素被驗出不合格件數共計 53 件，產品集中於辣椒粉、玫瑰花瓣、薰衣草等食品類別。此次出事的廠商自 2015 年開始，從大陸進口的辣椒粉就多次被檢出含有蘇丹紅。棕櫚油是全世界產量最高的油脂，也是台灣進口油品的最大宗，每年進口 30 萬公噸。主要供給食品加工業、餐飲服務業等，使用於許多加工食品，需要高溫油炸的品項幾乎都是使用棕櫚油，包括炸雞、薯條、漢堡、各式餅乾、鳳梨酥、巧克力、冷凍食品、麵包、蛋糕、牛肉乾、豬肉乾、肉鬆、魚鬆、泡麵、冰淇淋等。棕櫚油的價格比其他食用油便宜 20%。而且，它往往不以「棕櫚油」標示，而是以「植物性油脂」、「酥油」代替，因此消費者總是在毫不知情的情況下，每天吃下大量的棕櫚油，很快就會吃出令人煩惱不安的肥胖症和高血脂症。

蘇丹紅事件突顯了食品供應全球化安全的可怕之處，2005 年 2 月，英國食品標準局在官方網站上公布了一份通告：亨氏、聯合利華等 30 家國際企業的產品中，可能含有具有致癌性的工業染色劑蘇丹紅一號。隨後，一場聲勢浩

色香味的誘惑：
美食零嘴隱藏健康陷阱，色素、香精、防腐劑讓你的健康悄悄破產！

大的查禁「蘇丹紅一號」的行動席捲全球。最後，中國廣州市田洋食品有限公司生產的辣椒紅一號的食品添加物，被認定為這次全球性食品安全事件的源頭。聯合利華（Unilever）是一家英國的跨國消費品公司，世界上最大的塗抹食品生產商。亨氏食品公司（Heinz）是美國著名的食品供應商，國際超級食品王國，最著名的產品是亨氏番茄醬。2012 年 2 月，股神巴菲特看中亨氏集團的優異業績表現，以總價 280 億美元收購亨氏集團，2023 年淨銷售額 266 億美元，是全球第五大食品飲料公司。

大家重視食品安全是好事。但是三聚氰胺、蘇丹紅，根本不是食品添加物，而是非法添加物，說穿了，這些東西就是毒物。萬一消費者不幸吃下蘇丹紅，多吃綠色花椰菜（青花菜）等十字花科蔬菜，有助於提升肝臟解毒酵素的活性，多吃益生菌可以幫助腸道代謝，多喝水也有助於腎臟排出蘇丹紅。

唐貞觀十七年（公元 643 年），大臣魏徵病死了，唐太宗李世民很難過，流着眼淚說：「夫以銅為鏡，可以正衣冠，以史為鏡，可以知興替，以人為鏡，可以明得失。魏徵沒，朕亡一鏡矣！」作為一個有著幾千年文明傳承的古老國家，中華民族很自然會形成記錄和反思歷史的傳統，或者說正是因為善於借鑑歷史經驗，才能成就中華民族幾千年的文明延續。從歷來和食品添加物有關的食安事件可

以看出，最大的問題來自於「罰則過輕罰不怕！不肖業者難知痛癢，黑心商人有利可圖」。以行政裁罰而言，只要是初犯，通常都會輕罰，很難起到嚇阻效果。根據《食安法》，罰鍰金額「下限」為新台幣 6 萬元，裁罰金額偏低。使用未經許可的添加物後，產品賣相更好、成本更低。而台灣有上千家的食品添加物廠商，造成了食品藥物管理署（食藥署）稽查的困難，也成了未來必須要解決的問題之一。面對食安風暴，消費大眾除了憤怒與恐懼，更需要認識與覺醒！

　　蘇丹紅事件帶給政府最大的啟示是，人命關天，人民的食安不能靠僥倖，更要積極監管，才能即時拆除一顆顆食安未爆彈。

食安五環：健全食安管理

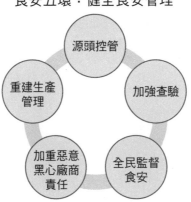

來源：環境部化學物質管理署

色香味的誘惑：
美食零嘴隱藏健康陷阱，色素、香精、防腐劑讓你的健康悄悄破產！

■ 色香味的誘惑使你健康破產

一項發表在《英國醫學期刊》（BMJ）的研究指出，人工甜味劑可能與心臟病風險有關。甜味劑出現在無糖汽水等產品中，每天有數以百萬計人為了避免攝入糖分，導致體重增加等原因而改用甜味劑。為了評估甜味劑引發的心臟病風險，法國國家衛生研究院（INSERM）研究人員，分析法國超過 10 萬名成人的數據，37%的研究對象攝取人工甜味劑，平均每天攝入 42 毫克，相當於一包甜味劑或約三分之一罐無糖汽水。研究人員在 9 年追蹤期間，記錄到 1,502 起心臟問題，包括心臟病發作和心絞痛等。另一項研究發現，癌症和阿斯巴甜等甜味劑之間有關聯。

人類很早就懂得使用鹽與糖來保存食物，用各種香料調味，甚至用食品添加物加工，例如墨西哥人使用食品級石灰（氫氧化鈣）來為玉米餅加工，印度人用香料製作各種傳統食物，著名的昂貴香料番紅花（藏紅花），被地中海沿岸的居民使用長達四千年之久。近代化學工業所創造出來的一些食品添加物，陸陸續續被發現會對人類的健康造成傷害，例如食品添加物糖精，它的甜度約為蔗糖的 500 倍，曾經取代蔗糖風行美國市場，然而 1971 年在動物實驗中發現可能導致膀胱癌，酪黃素（Butter Yellow）可以使乳酪變成漂亮的金黃色，但 1936 年被發現在老鼠體內會產生

肝癌。

人們普遍認為，如果使用少量食品添加物，就不會有害，但事實並非如此。歐盟要求含有某些人工色素的食品，貼上警告標籤，註明「可能對兒童的活動和注意力產生不利影響」。具體來說，含有人工色素（如黃色 5 號、黃色 6 號和紅色 40 號）的食品在歐盟必須貼上此標籤。常見含有人工色素的食物包括明膠、果凍、軟糖、水果乾、水果脆片、冰棒、鮮豔的糖果和果汁。

當蘇丹紅、瘦肉精、雕白粉、福馬林、三聚氰胺這些恐怖的化學物質，不斷成為食品安全事件的主角時，我們溯源而上、尋蹤覓跡中國食品的添加史。

非食用物質在食物供應每個環節都有可能加入，例如瘦肉精就時常被不良商販加到豬的飼料中。「食不厭精，膾不厭細。食饐而餲，魚餒而肉敗，不食。色惡不食，臭惡不食。失飪不食，不時不食。割不正，不食。不得其醬，不食。肉雖多，不使勝食氣。惟酒無量，不及亂。」孔老夫子在《論語》〈鄉黨篇〉，留下了古人對食物保鮮的最早觀點。如果那時有防腐劑，孔老夫子就不用擔憂了。和孔子的那個年代相比，今天我國食品的生產、加工、經銷、販賣和消費的方式已經徹底改變。食品從田間到餐桌之間的鏈條被拉得越來越長，食品添加物越來越多地被運用到食品中。同時，對食品最基本的要求：安全，也受到了挑

色香味的誘惑：
美食零嘴隱藏健康陷阱，色素、香精、防腐劑讓你的健康悄悄破產！

戰。從油條、豆腐開始，我國應用添加劑的歷史已經很久了。

早在東漢時期，就使用鹽鹵（Nigari）作凝固劑製作豆腐。從南宋開始，一礬二鹼三鹽的油條配方就有了記載，是老百姓早餐桌上物美價廉的食品。國人吃了上千年的油條、豆腐，歷史上尚未出現長期吃這種食品產生的中毒事件。800 年前的南宋已經知道用亞硝酸鹽來防止臘肉腐敗。

西元 6 世紀，中華「農聖」──賈思勰還在《齊民要術》（世界農學史上最早的名著之一）中，記載了天然色素用於食品的方法。泡菜的歷史有幾千年了，加工過程中先民不自覺使用了食品添加物，過去的食鹽、海鹽等全都是粗製天然鹽，正是泡菜口感變脆的因素。西元前 1500 年，四大文明古國之一的埃及，用食用色素為糖果著色，西元前 4 世紀，人們開始為葡萄酒人工著色。

1856 年世界上第一個工業化國家英國的威廉·亨利·帕金（W.H.Perkins），從煤焦油中製取染料色素苯胺紫（Mauveine），成為最早使用的化學合成食品添加物。全世界食品添加物有 25,000 種，其中 80%為香料。直接食用的有 3,000～4,000 種，常見的有 600～1,000 種。從數量來看，越發達的國家食品添加物越多。美國食品用化學添加物有 1,967 種，日本使用的食品添加物約有 1,100 種，歐盟允許使用的有 1,000～1,500 種，台灣合法的食品添加物有

800 多種。

在消費決定生產的時代，消費者的選擇決定了生產者的行為。下次，你逛超市的時候，別忘了仔細看看食品成分的標籤上，是否有一大串你完全看不懂的化學名詞，少買為妙。台灣衛生福利部核准使用的食品添加物超過 800 種，細分為 18 類：防腐劑、抗氧化劑、漂白劑、營養添加劑、著色劑、香料、調味劑、甜味劑、黏稠劑（糊料）、乳化劑、保色劑、膨脹劑、結著劑、品質改良劑、食品工業用化學藥品、溶劑、殺菌劑、其他。食品添加物是指：「以著色、調味、防腐、漂白、乳化、增加香味、安定品質、促進發酵、增加稠度、強化營養、防止氧化為主要目的。」因此在合法範圍內是可以使用的，但是在每天一點一點累積之下，長期也可能引發副作用。現代人生活忙碌、外食比例高，再加上速食文化盛行，幾乎都逃不過「食品添加物」的荼毒！你每天大約會吃下 70 種～80 種添加物，不只導致體重上升，還會帶來高度的疾病風險！過去使用的天然食材，譬如八角、肉桂、五香、花椒、蔥、薑、香菜等，現在被香精、香料等人工物質所取代。

其實，在食品安全事件中，罪魁禍首是非食品類的添加劑，也就是所謂的「非法添加物」。以三聚氰胺為例，其用途主要集中在木材加工、塗料、紡織、皮革等產業。再如 2024 年 2 月的蘇丹紅事件，「蘇丹紅 1 號」色素本身就

色香味的誘惑：
美食零嘴隱藏健康陷阱，色素、香精、防腐劑讓你的健康悄悄破產！

是一種工業染料，常用於溶解劑、機油、蠟和鞋油等產品的染色中，這些添加劑本來就被嚴格禁用於食品加工或食品添加物。

當然，也有一部分食品安全事件中，確實出現了食品添加物的名字，但多數卻實屬人禍，是由於人為添加過多，超過規定用量導致出事。如果攝取 0.3 克～0.5 克的亞硝酸鹽，即可引起中毒甚至死亡。

有的人擔心食品添加物，而不太關注食物中的卡路里、高糖或高油脂，儘管從預防癌症的角度來看，減肥遠比迴避色素和防腐劑更加有效。就好比我們總是忙著消滅一隻蚊子、蜘蛛，卻對蹲在房間角落裡的蒼蠅、蟑螂視而不見。

許多人開始聞「化學」而色變，得了「化學恐懼症」（Chemonoia）。最為糟糕的是，化學恐懼症反而會促使我們放棄健康的習慣，其中的某些習慣甚至有可能挽救生命。例如，有的人因為擔心攝入汞而拒食海鮮。倘若濃度過高，汞就會成為一種神經毒素，破壞我們的大腦，但多數魚類體內含有的少量汞卻不足為懼。但由於過度恐懼，很多人完全放棄食用海鮮。因此，這類人會失去一些對大腦發育和修復以及心臟功能至關重要的關鍵營養元素：Omega-3。

毒理學之父帕拉塞爾蘇斯（Paracelsus）的經典名言：

「所有的物質都是毒物，只要劑量正確，就可以把毒物變仙丹。」談論有毒物質，民眾一聽到「致癌」就嚇壞。其實，有毒的東西不一定會造成危險，例如劇毒砒霜已經入藥，用以治療急性前骨髓細胞白血病（APL），獲得很好的療效；反過來說，無毒的東西也不一定安全，像是我們每天喝的水，也有機會讓人水中毒。

■ 台灣的檢驗只對「樣品」負責

台灣食品安全史上，影響最為慘重的悲劇，應該就是1979 年因米糠油引發的「多氯聯苯中毒風暴」！猶記當時全台兩千多人受害，16 人死亡，受害者出現黑瘡等皮膚病變及免疫系統失調，無藥可醫、痛苦不堪。更由於毒素無法排出體外，孕婦竟然生出黑嬰兒。四十幾年過去，依舊求償無門，存活的受害者至今仍背負著當年所遺留的極大創傷。然而，人們似乎沒有記取教訓，這些年食品安全問題依舊層出不窮。

2018 年～2023 年以來，台灣已經發生過 3,036 件重大的食品安全事件，且食品中毒件數年年飆升。2024 年從瘦肉精、蘇丹紅、小林製藥紅麴到「寶林茶室」邦克列酸（Bongkrekic Acid，原稱為米酵菌酸）食物中毒，造成人心惶惶，老百姓開始擔憂是否已將黑心食品吞下肚多年？會

色香味的誘惑：
美食零嘴隱藏健康陷阱，色素、香精、防腐劑讓你的健康悄悄破產！

不會危害健康？是否影響到下一代？面對許多連科學也無法回答的疑問，人們除了痛罵、無奈、遺忘之外，還有什麼辦法去面對食品安全問題？因為食品添加物的毒素跟身體疾病的關聯，科學上確實很難證明。像是塑化劑（Plasticizer）、三聚氰胺（Melamine），半衰期相對很短，驗的時候驗不出來，而且吃的量低，不會這麼快罹患疾病，要很長一段時間，所以很難證明。除此之外，食品添加物百百種，政府稽查人力缺乏，只會檢測食品添加物清單上的物質，如果廠商加了禁止使用的添加物，也不一定會被發現，因為政府不會主動檢驗清單以外的添加物。

2011 年爆發的塑化劑事件，彷彿是另外一場更大規模的 SARS（嚴重急性呼吸道症候群），是個影響層面很廣的食安事件，影響生殖系統，並增加罹患特定癌症（譬如乳癌）的風險。波及廠商超過 160 家，受汙染產品超過 500項，據業界的估計，食品業那一年大概損失了新台幣 100億～200 億元。它其實是偶然被發現的事件，當時食藥署一位女技正原本不是要調查塑化劑，而是要查緝違法藥品，結果在分析檢體時看到一些很奇怪的波型，調出資料庫中的數據來比對，赫然發現，這個物質居然是不應該出現在食品中的塑化劑 DEHP（鄰苯二甲酸酯）。這位女技正從未想過，她的嚴謹和良知，揭發了人類史上最大規模的塑化劑汙染案。查出事實之後她的感受是：「隱匿不報，躺在棺

材裡都不會心安。」

　　為什麼以前在相關食品中從沒有驗出塑化劑？**肇事廠商說他們已經用了好幾十年，可是為什麼沒被驗出來？**這或許是因為法規沒有要求進行相關的檢驗。是不是每個添加物品項都要檢驗呢？這其實是不太可能的事情，因為相關檢驗將會耗費非常大的人力及成本。全世界沒有一個國家可以投入無限的人力物力，對所有食品去做檢驗工作。美國、歐盟國家對食品的管理觀念與台灣不同，他們是從食品的源頭開始，就訂定許多規範。簡單來說，就是把食品產製最上游的源頭，做到「資訊透明化」。至於後段的食品「樣品」的檢驗部分，只占整個食安管理的一小部分而已。

　　「檢驗」雖有盲點，仍有其重要性，檢驗雖是「科學」，抽樣供檢驗的過程，卻是「藝術」。台灣的檢驗報告都會寫上兩條但書，一是「本檢驗報告只對樣品負責」，一是「本檢驗結果雖然合格，但不一定合法」，數噸或數十噸的原料、產品，抽樣只有幾十公克，檢驗合格並不代表所有同批原料、產品，保證全部合格，有這樣的但書，你還相信檢驗嗎？檢驗的目的應該是用來排除危害人體的東西，而不是把檢驗出來的數據，拿來再做檢驗。因此，只靠「檢驗」根本很難確保食安，更令人啼笑皆非的是，檢驗只對「樣品」負責。為了消費者的食品安全，禁不了的

🌿 色香味的誘惑：
　　美食零嘴隱藏健康陷阱，色素、香精、防腐劑讓你的健康悄悄破產！

食品添加物，就要有清楚的「警告標示」，並不是所有有毒的物質，消費者知道了就會避開。就像香菸、酒精成分有致癌物質，但喝酒禁不了、抽菸禁不了。喝酒、抽菸有風險，就要標示清楚，願意喝酒、抽菸的人，自己要承擔風險。

歷年發生在台灣的重大食品安全事件

發生時間	事件名稱	主要內容
1979 年夏季	多氯聯苯中毒風暴	導致台中惠明盲校師生、多家工廠公司員工及一般民眾中毒受害。
1979 年 12 月	假酒	教授因誤飲含有甲醇的假酒而失明。
1982 年	鎘米	化工廠排放的廢水含鎘，造成農地遭受污染而種出鎘米。
1984 年	飼料用奶粉冒充嬰幼兒奶粉	台灣藥商自美國進口「飼料奶粉」，不法加工製作高價「嬰幼兒專用」。
1985 年	沙士中添加黃樟素	消費者文教基金會披露黑松沙士飲料中含致癌物「黃樟素」，其後黑松公司全面回收產品，並推出不含黃樟素之新配方。
1985 年 9 月	餿水油	台北市有業者長期把養豬餿水交給化工廠提煉成食用油，再轉售至市內各夜市攤商與小吃店。
1986 年 9 月	蔭花生引起的肉毒桿菌中毒事件	食品公司所生產的玻璃罐裝蔭花生為節省成本，僅以攝氏 100 度的蒸汽蒸煮 1 小時，且用地下水沖洗產品。導致肉毒桿菌孳生，造成至少 2 人死亡。
1987 年	豆類製品污染	桃園縣大溪豆類製品接連爆出含有禁用的防腐劑、漂白劑、黃麴毒素及二甲基黃等，相關產品下架銷毀黃大目豆干共七大品項，包括碳烤、滷汁、沙茶等被檢驗出含有禁用的二甲基黃等非法工業染劑添加物。

色香味的誘惑：
美食零嘴隱藏健康陷阱，色素、香精、防腐劑讓你的健康悄悄破產！

發生時間	事件名稱	主要內容
2004 年 11 月	統一超商三明治、沙拉含有超標的生菌數，沙拉摻有二氧化硫	統一超商的鮪魚蔬菜雙色三明治、紐奧良辣雞腿三明治、泰式青木瓜沙拉均含有超標的生菌數，泰式青木瓜沙拉並檢出摻有二氧化硫。
2005 年 6 月	麵條含雙氧水	衛生單位在一家麵條工廠裡檢驗出「雙氧水」。
2006 年 4 月	市售潤餅皮及豆干含防腐劑	台北縣政府衛生局（今新北市政府衛生局）抽驗市售潤餅皮及豆干，8 件潤餅皮有 4 件含防腐劑；10 件豆干中，則有 6 件含過氧化氫。
2006 年 6 月	台糖用豬飼料製作食品賣 13 年	台南檢調發現，台糖用動物用的酵母粉當正常酵母粉製作健素、香健素及健素糖三種健素食品。
2006 年 8 月	散裝豆製品防腐劑過量	台北市政府衛生局抽驗散裝豆製品，18 件不合格，因防腐劑（苯甲酸）過量。
2008 年 1 月	年節食品含漂白劑	台中市政府衛生局抽驗年節食品 35 件，25 件含過氧化氫（俗稱「雙氧水」）的漂白劑，食用者會有頭痛、噁心、嘔吐、致癌等後遺症。
2008 年 4 月	應節食品殘留漂白劑、防腐劑、黃麴毒素	台北市政府衛生局抽驗應節食品 38 件，4 件豆製品殘留過氧化氫、2 件潤餅皮不當添加防腐劑、芝麻花生糖含黃麴毒素 44.6 ppb、綜合花生糖含黃麴毒素 131ppb（標準值 15ppb，超標近 9 倍）。

發生時間	事件名稱	主要內容
2008 年 5 月	豆製品含有過氧化氫	消基會抽驗大台北地區傳統市場販售的 22 件豆製品（豆干、小豆干及豆丁），13 件含有過氧化氫（俗稱雙氧水）。
2008 年 10 月	提神飲料未標示防腐劑	「保力達 B」與「維士比」兩款飲料平均每天在台銷售近 44 萬瓶，被檢驗出含有高濃度的防腐劑，但並未標明於瓶身。
2009 年 5 月	工業防腐劑福馬林菜脯	雲林縣一間農產加工廠的菜脯蘿蔔乾，被驗出添加禁用的工業用防腐劑甲醛（福馬林）。至少已違法添加福馬林達 3 年以上，年產量約 13 萬公斤。包裝強調「台灣生產」。
2009 年 11 月	台北故宮毒茶葉	台北市衛生局抽驗故宮茶葉，發現其中烏龍茶殘留能致癌的農藥「氟芬隆」（Flufenoxuron，成分苯甲醯脲類）及可能造成神經病變的「愛殺松」。
2009 年 11 月	上萬公斤致癌的工業用鹽充當食用鹽	桃園環海公司以致癌的工業用鹽，混充食用鹽販售，估計已有數萬包、上萬公斤透過家樂福、大潤發等賣場流入市面。
2010 年 2 月	年節食品防腐劑過量	台北市政府衛生局稽查市售年節食品，抽驗 251 件，有 35 件因含有過量防腐劑、增色劑等不合格，當中「即食豆干」就占 27 件、年糕製品 4 件不合格，肉乾、堅果類等共 4 件不合格。

色香味的誘惑：
美食零嘴隱藏健康陷阱，色素、香精、防腐劑讓你的健康悄悄破產！

發生時間	事件名稱	主要內容
2010 年 6 月	油豆腐、豆干絲苯甲酸超標	消基會在抽檢 32 件市售豆製品時,發現油豆腐中含有防腐劑(苯甲酸)的比率最高,超過標準,經常食用不但導致肝出問題,還可能引起流口水、腹瀉、心跳加快等症狀。另外豆干絲含有過氧化氫(殺菌劑)過多殘留,可能會導致腸癌、胃癌。
2010 年 7 月	連鎖店紅茶包含致癌物	媒體報導,「ㄚ好嬸古早味紅茶冰」連鎖飲料鋪,遭供應商違法添加能致癌的人工香料「香豆素」。
2010 年 9 月	反式脂肪逾標準卻未標示	台北市衛生局檢驗指出,部分食品「反式脂肪」標示與產品檢驗值誤差超過法定 20％範圍,其中「安佳煙燻乳酪」檢驗出反式脂肪含量超逾標準值 0.2 公克。
2011 年 5 月	塑化劑污染食品事件	衛生署查獲飲料食品違法添加有毒塑化劑 DEHP,總計有上萬噸的違法起雲劑製成濃縮果粉、果汁、果漿、優酪粉等 50 多種食物香料,包括多家知名飲料、食品廠商產品在內。
2011 年 6 月	香精牛奶	奶粉中加入奶精,用化工原料攪拌,再滴入牛奶味道的香精煮成「假牛奶」。
2013 年 5 月	毒澱粉事件	台南市查獲市售的芋圓、粉圓、黑輪、粄條和肉圓等產品,遭不當添加工業用黏著劑「順丁烯二酸酐」。
2013 年 8 月	胖達人香精麵包	胖達人連鎖麵包店廣告標榜「天然酵母,無添加人工香料」,但製作歐風台式麵包時,摻入人工合成製造的香精。

發生時間	事件名稱	主要內容
2013 年 10 月	連鎖漢堡店銷售的馬鈴薯類商品含致毒物質「龍葵鹼」	摩斯漢堡（台灣）銷售的「金黃薯條」，因消費者吃了後嘴巴出現發麻情形，經台中市衛生局抽驗結果，公布含有「配醣生物鹼」（包括龍葵鹼和卡茄鹼，常見於茄科植物），且含量高達 1,496ppm，超過國際標準值的 10 倍以上（世界衛生組織對馬鈴薯生物鹼的規範標準，每公斤馬鈴薯含龍葵鹼必須在 20ppm 至 100ppm 以內，毒素煮熟也無法降低含量）。
2013 年 10 月	膨鬆劑含鋁，甜甜圈、油條、海帶、粉絲、饅頭中標	消基會採驗 24 件樣品；其中 6 件甜甜圈、6 件油條、6 件饅頭、3 件為海帶及 3 件粉絲。共有 16 件樣品含鋁，其中：甜甜圈中有 3 件含鋁，6 件油條樣品均含鋁，饅頭中有 2 件含鋁，3 件海帶中有 2 件含鋁，3 件粉絲均含鋁。
2013 年 10 月	大統黑心油事件	衛生局調查發現，「大統特級橄欖油」標榜百分之百西班牙進口特級冷壓橄欖油製成，對外銷售，卻添加低成本葵花油（從葵花籽中提取）及棉籽油（棉花籽提取）混充。
2013 年 11 月	違規使用著色劑「銅葉綠素」	衛福部追查發現，廠商違規將著色劑「銅葉綠素」加入粉圓、魚板、濕海帶、統一超商的涼麵中。

色香味的誘惑：
美食零嘴隱藏健康陷阱，色素、香精、防腐劑讓你的健康悄悄破產！

發生時間	事件名稱	主要內容
2014 年 9 月	餿水油、回鍋油、飼料油混充食用油	強冠公司以 33% 劣質油（餿水油、回鍋油、飼料油）混入 67% 豬油調和出廠為「全統香豬油」，多家知名業者使用強冠公司油品，包含奇美食品、盛香珍、美食達人（85 度 C）、味王、味全、黑橋牌、早安美芝城。
2014 年 10 月	塑膠包裝食品含塑化劑	消基會抽查「市售塑膠包裝食品」，34 件樣本結果顯示：麥當勞吉事漢堡、統一超商鹽烤豬肉夾心飯糰、佳德糕餅鳳梨酥、康師傅正宗紅燒牛肉麵（方便麵）含塑化劑。
2014 年 12 月	豆干含工業染劑二甲基黃	台中市知名德昌食品所生產豆製品，遭香港驗出含工業染劑二甲基黃（Solvent Yellow 2，60-11-7）2B 類致癌物質，包括黑胡椒豆干、沙茶豆干、素食香菇豆干、魯肉豆干、牛肉風味豆干共五樣產品。
2015 年 11 月	工業用亞硝酸鈉製成熱狗、火腿、培根	廠商為節省成本使用非食品級的化類學原料亞硝酸鈉、硝酸鈉，製成火腿、培根等肉品，販售給多家餐廳和早餐店業者。
2017 年 9 月	鹹鴨蛋檢出蘇丹紅	台中市衛生局稽查知名網購店家「采棠肴鮮餅鋪」被驗出蛋黃酥內鴨蛋黃含工業染劑蘇丹紅。
2018 年 7 月	馬卡龍含非法色素	有公司從法國進口一批 1.78 公斤的「Jean Paul Hevin 黑醋栗杏仁馬卡龍」（Macaron Violette），被衛福部食品藥物管理署驗出含有我國非法著色劑「紅色三號」（Azorubine）。

發生時間	事件名稱	主要內容
2018 年 7 月	手搖飲店廣告不實	以「獨家手炒黑糖」打廣告的手搖飲店「老虎堂」，被爆非手炒黑糖，而是使用桶裝濃縮黑糖漿，成分內甚至含焦糖色素。
2024 年 2 月	辣椒粉含致癌物蘇丹紅，製成各式產品流竄全台	有原料輸入商被檢驗出致癌物「蘇丹紅」，已知有 145.36 公斤製成品流向全台 7 個縣市，市面上多款辣椒粉以及知名零嘴「蝦味先香辣口味」受影響。
2024 年 2 月	瘦肉精事件	台中市政府例行食品檢驗抽查，在「台糖安心豚梅花肉片」檢出罕見的瘦肉精西布特羅（Cimbuterol），數值為 0.002ppm，「西布特羅」的毒性比美國「萊豬」中的「萊克多巴胺」高出近千倍。
2024 年 3 月	小林製藥含紅麴保健食品事件	日本多名消費者服用小林製藥含紅麴保健食品後，陸續罹患腎臟疾病，甚至有 5 人死亡，引發軒然大波；台灣有業者曾輸入相關原料，陸續有民眾通報食用後出現身體不適情形。
2024 年 3 月	「寶林茶室信義 A13」發生食物中毒事件	一名 39 歲男子到寶林茶室食用炒粿條、香蘭葉果汁，事後嘔吐、腹瀉，最終因急性腎衰竭病逝。該起中毒案迄今已出現 35 名受害者，其中 6 人送醫不治。

色香味的誘惑：
美食零嘴隱藏健康陷阱，色素、香精、防腐劑讓你的健康悄悄破產！

Chapter 3

肥胖像傳染病
襲捲全球

「你沒有驚世之才，沒有顯赫家世，沒有花容月貌，還放縱自己一胖再胖。」
——佚名

肥胖是腸道細菌造成的

　　1908 年諾貝爾醫學獎得主俄國科學家伊利亞‧梅契尼科夫（Elie Metchnikoff）強調：「腸道腐敗是老化、肥胖主因，天然食物可以抑制腸道腐敗。」西方醫學之父希波克拉底（Hippocrates）有句名言：「所有的疾病都始於腸道（All disease begins in the gut）。」人體腸道中的有益菌——益生菌（Probiotics），會對病原體以及毒素形成天然的防禦網，一旦防禦網被破壞，細菌、毒素就會通過腸道，長驅直入，在人體各個器官引發疾病，尤其是肥胖。

　　世界衛生組織統計，全球每年死於胃腸病的人數在一千萬人以上，中國有五分之一的人口罹患胃腸病，高居世界第一名。隨著生活水準的提高，國人飲食結構發生了明顯的變化，吃飽已經不是問題，如何吃出健康，吃出姣好身材，才是關注的焦點。節食減肥為美麗，無辣不歡為嘴饞，晚睡晚起為韓劇，這樣的飲食生活習慣，胃腸更是不堪負荷。

　　很多人都想要減肥，體重控制的重要關鍵，其實在於腸道內細菌的種類及數量。人體大約有 60 兆～100 兆個細胞，腸內也有 100 兆以上的細菌，菌種高達 400 種～650 種，這些細菌全部加起來約有 1.5 公斤重。一個人一生腸道平均要處理 65 噸的食物和飲料，相當於十頭大象的重量，

色香味的誘惑：
美食零嘴隱藏健康陷阱，色素、香精、防腐劑讓你的健康悄悄破產！

若腸道內壞菌猖獗，會提高身體細胞發炎，身體就容易肥胖，而益生菌則會減少細胞發炎。美國維克森林大學醫學院（Wake Forest University School of Medicine）教授勞拉・考克斯（Laura Cox）博士，在著名期刊《細胞》（Cell）上發表了一篇文章，說明腸內細菌菌相不但與肥胖有關，而且這種腸內菌相還會傳給下一代，造成下一代的肥胖。

我們人體大約有 99%的營養物質都是由腸道吸收，80%以上的毒素也是由腸道排出體外。腸道是人體最大的免疫器官，占體液免疫的 80%，細胞免疫的 50%。健康的腸相，非常乾淨漂亮，腸道內壁是粉色的，非常柔軟，而且內腔寬大，有均等的褶子。腸道內有數以億萬計的微生物，維持著腸道免疫系統的健康，而這些腸道菌種是否多元、好菌是多是少，不只影響健康，更影響我們的身材！如果因為不良飲食習慣或作息，打亂了腸道菌相平衡，就可能讓我們變成肥胖體質。

近年來的研究表明，腸道菌群的失衡，特別是當有害細菌（通常稱為「壞菌」）的數量增加時，可能會導致肥胖。這是因為腸道細菌影響新陳代謝和能量吸收。例如，一些細菌能夠從食物中提取更多的能量，而其他細菌則可能影響飽足感，這些都可能導致體重增加。為什麼腸道細菌與胖瘦有關呢？因為腸道細菌會幫助我們消化一些食物中的熱量，作為它們的能量來源，而這些食物就是寡糖、

木寡糖、菊糖、多醣（膳食纖維）等，也就是俗稱的「益生元」。益生元最早於 1995 年由比利時盧旺天主教大學（Emeritus Université Catholique de Louvain, Belgium）榮譽教授馬賽爾・羅伯弗洛伊（Marcel Roberfroid）博士發現並命名。2007 年，羅伯弗洛伊在《營養學期刊》發表了一個精確的定義：「益生元是一種經選擇性發酵的成分，產生特殊變化，組織、活化消化系統中對宿主健康有益的菌叢。」其主要成分為：低聚果糖、低聚半乳糖、低聚葡萄糖、低聚木糖、大豆低聚糖。主要存在於母乳、蜂蜜及大豆、洋蔥、大蒜等。

腸道細菌分解益生元時，會產生約 150 卡～200 卡的熱量，占人體每天熱量的十分之一。所以，實際上腸道細菌所分解出來的熱量，是人類熱量的來源之一。肥胖者的腸道細菌多樣性通常較低，某些特定類型的細菌，例如肥胖菌「厚壁菌門」，可能在他們的腸道中比例更高，這些細菌更擅長從食物中吸收熱量，進而增加肥胖的風險。當腸道細菌的多樣性下降、腸道菌相趨向壞菌，肥胖的風險就會上升。飲食是提升腸道菌種多樣性很重要的關鍵。像是含有抗性澱粉的偏綠色香蕉、有豐富菊糖的蘆筍，以及含有 β 葡聚糖的燕麥等食物，都有助於讓腸道菌種變得多元。除了提供細菌能量來源，我們也能吃一些富含益生菌的發酵食物，像是優格、韓國泡菜、味噌、納豆、醋、紅麴等

色香味的誘惑：
美食零嘴隱藏健康陷阱，色素、香精、防腐劑讓你的健康悄悄破產！

等，能使腸道菌相變多元。

並且要避免加工食品、加工肉品。加工肉品含有較多飽和脂肪酸，會讓肝臟分泌較多膽酸，使腸道黏膜被破壞。而加工食品中的防腐劑、人工色素等非天然成分，會消滅腸道好菌，進而破壞腸道系統。壞菌滋長產生毒素，腸道吸收後導致毒素流竄全身器官，造成免疫力下降，很容易生病。英國劍橋大學與牛津大學追蹤 13 年，橫跨歐洲 14 國 45 萬名受試者的大型研究發現，每天攝取加工肉品（火腿、臘肉、培根或香腸等）超過 160 克（約 3 條香腸），死亡率比每天僅攝取 20 克的人，增加 44%。肉食傷害腸道最大的原因，就在於沒有食物纖維，令腸道蠕動到疲憊不堪的地步，即使是很少的糞便，都難以通過已經惡化、狹窄的腸道，於是形成的宿便就堆積在腸道，緊緊地黏在腸壁。宿便會產生毒素，令部分腸壁細胞變異，惡化，變成瘜肉，最後惡化成腸癌。

事實上，為數眾多的腸道菌，並無法逐一歸類哪些好哪些壞，也很難只殺掉所謂的「壞菌」，因此對於腸道健康來說，重點非好、壞菌本身，而是如何維持菌叢間的平衡，一旦失衡，就容易產生健康問題。根據台大醫院院長吳明賢教授與台大食品科技研究所沈立言教授的研究，針對葷食者與素食者進行測試，結果發現：葷食者攝取紅肉後，其體內生成的有害氧化物是素食者的十倍！也觀察到

葷食者的腸道菌相已漸趨向壞菌類型。不吃肉，那改吃素呢？長庚大學醫學生物技術暨檢驗學系教授賴信志表示：相異的飲食習慣造就出不同的腸道菌相。蔬果的膳食纖維，能餵養腸道好菌，但賴教授強調，吃素未必比較好。因為腸道菌叢需要多樣性，長期茹素也會有容易缺乏的營養素，均衡多元的飲食才是打造腸道好菌的重要基礎。

　　法國國家農業、食品與環境研究所（INRAE）埃曼紐爾‧勒夏特列（Emmanuelle Le Chatelier）博士，在世界知名期刊《Nature》（自然）雜誌上，發表了一篇研究文章〈Dietary intervention impact on gut microbial gene richness〉，文章指出，給予體重過重或肥胖的人低脂、低熱量，富含蛋白質與纖維的飲食，確實能改變他們腸道細菌的組成：厚壁菌門下降，擬桿菌門上升，回到比較健康的腸道菌相組成。

富含膳食纖維益生元的食物

主食	全穀類、燕麥、糙米、薏仁、豆類、地瓜、馬鈴薯、芋頭
蔬食	菇類、海藻類、洋蔥、蘆筍、花椰菜、地瓜葉、牛蒡、紅蘿蔔、木耳
水果	香蕉、蘋果、柳丁、梨

　　腸道有很多神經，有跟大腦數量相當的神經細胞（1,000 億個左右），使用跟大腦一樣的各種神經遞質，分散

色香味的誘惑：
美食零嘴隱藏健康陷阱，色素、香精、防腐劑讓你的健康悄悄破產！

在整個消化道，因此腸道的神經網路系統，被稱為第二大腦。人的七情六慾和愛恨情仇，都跟腸道有密切的關係，情侶吵架，很多人會吃不下飯，恐懼的時候會有胃痙攣或腹瀉，憤怒的時候會消化不良、胃部脹痛。腸道負責向大腦遞送所需的 5-羥色胺、多巴胺以及各種令人情緒愉快的激素。日常飲食攝取富含益生菌的優酪乳等奶品，有助於促進消化和腸道蠕動，保護腸道微生態環境，維持腸道健康，增強免疫力。膳食纖維如同腸道的清潔工，能夠促進腸道蠕動和消化液的分泌，有助於排出體內毒素，降低腸道疾病的發病率。**腸道的菌叢不平衡是引起大多數腸道問題的主因之一，當腸胃中的壞菌多於好菌，會影響身體的酸鹼平衡，尤其會導致女性私密處的菌叢失衡。**每天攝取足夠的水分，有助於保持腸道濕潤，預防便秘，即便還沒有口渴，也要記得定時補充少量水分。

建議每天早上起床後，處於空腹的狀態時，先喝約 300cc 溫開水，刺激腸胃蠕動，並穩定血壓。每人一天所需的水分大約為 2,000cc，不過實際需攝取的量可以依照「體重（公斤）×35cc」計算，50 公斤的人一天大約需要攝取 1,750cc 的水，60 公斤的人則需要喝 2,100cc 的水。

燕麥、小米等雜糧，木耳、海帶等菌藻類食物，胡蘿蔔、紅蕃薯等根莖類食物，都含有豐富的膳食纖維。對腸道健康有害的食物如下：高鹽食物、高糖食物、高脂肪食

物、油炸食物、刺激性食物。

　　進食習慣不佳是許多人都有的通病，進食時間不規律、沒有好好嚼碎食物就直接吞嚥等行為，皆可能使腸胃消化負擔加重，影響腸胃吸收食物中的營養。**吃得太倉促，不只體型變肥胖，連帶飆升的還有體脂肪。**很多上班族為了把握時間在百忙之中吃頓飯，習慣狼吞虎嚥，胃被撐大。我們的胃就像果汁機，飯吞進去後被打成稀飯，食物沒有經過完善咀嚼，大塊大塊的就進到胃裡，容易讓腸胃蠕動功能失調，增加消化功能負擔。細嚼慢嚥好處多，延緩腸胃老化，還能讓血糖更穩定，並可以拉長用餐時間，會讓我們產生飽足感，因為大腦會感覺吃飯時間已經過了很久。日本廣島大學研究發現，吃飯吃太快，「代謝症候群」會增加 11.6％，體重會大幅上升。

　　維持腸道健康的 3 個好處：

1. 預防肥胖

   如果腸道菌相失衡，導致壞菌過多時，便容易損害荷爾蒙的分泌功能，引起慢性發炎，進而造成肥胖。另外，長期消化不良也容易造成脂肪堆積，體重越來越重。

2. 減少便秘

   當腸道蠕動功能正常，出現排便困難的機會也會大大減低，大便不會堆積在腸道形成便秘。

色香味的誘惑：
美食零嘴隱藏健康陷阱，色素、香精、防腐劑讓你的健康悄悄破產！

3. **擁有積極的心態**

　　腸道能夠調控人的情緒，所以腸道健康較容易獲得好心情，讓你一整天都開心快樂。

　　胃的消化功能，就跟洗衣機一樣，具有攪動、旋轉功能。每天三餐如果食物順序吃錯了，會影響胃的消化，引發脹氣、胃痛。最令人擔心的是，原本應該消化掉的食物被迫留滯在腸道，例如先吃飯菜、肉食，再吃水果，消化慢的澱粉與蛋白質，會阻礙消化快的水果進入小腸，所有的食物一起攪和在胃裡。水果在體內攝氏 36.7 度的高溫下，容易腐爛產生毒素與細菌，滲入腸道，進入血液，造成身體疲倦及引發疾病。一般食物在胃裡所需的消化時間如下：

- 水：約 1 分鐘。
- 果汁（沒有果渣）：約 15 分鐘。
- 水果：約 30 分鐘。
- 發芽的芽菜類：例如豆芽菜、苜蓿芽，約 1 小時。
- 蔬菜：水煮約 1 個小時，油炒更久。
- 五穀雜糧：約 1.5 個小時。
- 蛋白質密度較高的豆類、堅果類：約 2 小時。
- 較難消化的蔬菜：例如花椰菜、酪梨，約 2 小時。
- 烹調過的魚或肉類：約 3 小時以上。

- 帶殼的海鮮：例如螃蟹、蝦，最難消化，約 5 個小時以上。

進食順序對了，可以降低熱量的攝取，先喝湯抑制胃的飢餓感，並降低其他食物的攝取量。喝完湯再吃蔬菜，蔬菜類富含的膳食纖維，可以增加飽腹感，後面的澱粉及肉類等食物就會吃不多，有助於將後面吃的高脂肪食物，快速從腸道排泄出去。吃水果選擇餐後半小時後食用較健康。

測驗一下你的腸道是否健康？

	是	否
1. 經常不吃早餐？	是	否
2. 經常三餐不定時？	是	否
3. 常常吃高鹽、高糖、高油的食物？	是	否
4. 很少吃蔬菜？	是	否
5. 有吸菸或喝酒？	是	否
6. 時常熬夜晚睡？	是	否
7. 有焦慮易怒的負面情緒？	是	否
8. 一周排便次數少於五次？	是	否
9. 一周運動次數少於兩次？	是	否
10. 有尷尬的口臭嗎？.	是	否

如果測驗結果：是，只有 0～1 項，恭喜你！腸胃很健康。是，有 2～3 項，小心！你的腸道出問題了。是，有 4

色香味的誘惑：
美食零嘴隱藏健康陷阱，色素、香精、防腐劑讓你的健康悄悄破產！

項以上，你的腸道健康已經亮紅燈了，請立即改善不良的飲食和生活習慣。

■ 哈佛揭示「你為什麼會肥胖」

台灣為東亞第一胖的國家，平均每兩人就有一人有過重及肥胖問題（即 BMI 大於 24），也就是有超過半數的人「過重」！國健署發布的統計，台灣 45 歲以上的人，無論男女，有超過 50% 以上都有過重（BMI 在 24～27）、甚至是肥胖（BMI 大於 27）的問題，台灣的確已經正式進入「肥胖國度」。根據最新公布的「台灣過重及肥胖行為」市調，近九成 BMI 大於 24 的民眾，自覺最近一次的減重結果失敗，且多數民眾採取的減重方式為自行運動或自行控制飲食、代餐、看中醫吃中藥或埋線、購買成藥減肥，每四個過重及肥胖者，就有三位幾乎天天都外食。可想而知，因無法控制熱量攝取，減重成果也大打折扣。日本有一個特殊的法規，要求企業每年要對 40 歲～75 歲的員工進行腰圍檢查，男性腰圍不能超過 85 公分，女性腰圍不得超過 90 公分，如果超過了，企業會受到高額的罰款，其實就是為了減少「中年肥胖」的發生。因為日本政府要在 7 年內，將肥胖人口減少 25％左右。這也難怪在已開發國家中，最大的異常數值是日本和韓國，只有大約 5％的過早死

亡歸因於肥胖，每 10 萬人中有 14 人死亡和 20 人死亡。

　　很多人看起來身材苗條纖瘦，但實質上體內的脂肪率可能已超標，這種內臟脂肪型的肥胖稱為「隱性肥胖」，對健康造成威脅，若不加以理會或好好控制飲食，更有機會罹患心腦血管疾病、糖尿病、癌症等。隱性肥胖者的 BMI 值屬正常或偏低，但體內脂肪率偏高，即是指皮下脂肪不多，內臟卻暗藏許多脂肪。高危險族群包括腰圍超過 90 公分的男士、腰圍超過 80 公分的女士、年輕女性及久坐少動的白領人士。

　　預防及解決方法：
- 養成均衡飲食及良好的生活習慣。
- 多做有氧運動，促進新陳代謝及燃燒脂肪。
- 少坐多走動，增加消耗量，降低脂肪含量。
- 多進食高纖維的食物，有助減低膽固醇、穩定血糖及控制食慾，如：
  1. 穀類：燕麥、紅糯米、糙米。
  2. 蔬菜類：芹菜、南瓜、蕃薯、豆芽。
  3. 水果類：蘋果、李子、香蕉。

　　美國哈佛醫學院醫學教授卡羅琳・阿波維安（Caroline M Apovian）博士，作為全世界首屈一指的體重管理專家、

色香味的誘惑：
美食零嘴隱藏健康陷阱，色素、香精、防腐劑讓你的健康悄悄破產！

美國肥胖醫學委員會的創始者、美國太空總署（NASA）的營養顧問，她為成人超重和尋求減肥的患者提供臨床管理指南，分析「體重增加」的隱性原因。先別急著想減肥……不只吃多會變胖！哈佛醫學院公布「肥胖」的隱性原因，你中了幾項？

1. **年齡增加新陳代謝下降**：從中年開始，我們每年失去約 1% 的肌肉量，這會影響力量和新陳代謝。肌肉量少導致熱量消耗變少。如果飲食不改變，你會累積比身體需要更多的熱量，多餘的熱量會以脂肪的形式儲存起來。

2. **慢性壓力**：如果你經常處於壓力之下，壓力荷爾蒙皮質醇（Cortisol）可能會持續處於高水平。皮質醇的作用之一是，幫助身體補充能量儲存。對某些人來說，這可能會導致食慾增加，讓能量以脂肪的形式儲存，間接促使體重增加。但大多數情況下，壓力會導致強迫行為，例如吃「加工」食物，這些食物通常富含糖、不健康的脂肪、額外的熱量和高鈉食物。

3. **睡眠品質不佳**：如果你是一個長期「睡眠不足」的人，每晚睡六個小時或更少，它可能會影響調節食慾的激素。睡眠不足會使我們感到飢餓的飢餓素（Ghrelin）變高。

4. **性荷爾蒙變化**：年紀變大後，某些性荷爾蒙會減少。對

於女性來說，雌激素水平低與睡眠問題和體脂肪增加有關。在男性中，睪酮水平降低與肌肉量減少有關。

5. **罹患疾病**：體重增加，尤其是體重突然增加，暗示你的健康出了問題。例如，心臟衰竭的人會因水分滯留體內而增加體重，身體會出現腳踝、腿部水腫或腹部腫脹，會伴隨疲勞或呼吸急促等症狀。與體重增加相關的其他潛在原因包括：糖尿病、某些腎臟疾病、睡眠呼吸中止症、甲狀腺問題。

6. **藥物副作用**：定期服用某些藥物導致體重增加，有些含有類固醇的藥物，使你臉部浮腫和腹部腫脹。許多藥物會影響大腦產生化學反應，進而影響食慾，讓你比平常更飢餓，吃得更多導致體重增加。例如：抗憂鬱藥、抗精神病藥、β受體阻斷劑、抗組織胺藥、安眠藥。

7. **攝取蛋白質卻「不優質」**：我們都知道要攝取充足的蛋白質，但是沒有特別挑選蛋白質，也是肥胖的原因之一！如果選擇有美麗油花、熱量高的肉類，高膽固醇、高脂肪，反而會造成熱量過多，出現肥胖的現象，心血管疾病可能隨之而來。料理以瘦肉、魚蝦海鮮為主，避免肥肉與動物油。

8. **常吃油炸食品、爆炒食物**：這是很多人都喜歡的料理方式，同時也是肥胖的最主要原因，經常吃這些食物，脂肪不斷在身體內部堆積，進而影響身材！應該以清蒸、

清燉、水煮為主，每人每日建議 25 克食用油，記得挑選植物油。

9. **飲食不規律**：很多上班族常會加班吃消夜，飲食時間不規律，今天吃兩餐，明天吃三餐，這樣很容易胖，因為餓了之後，就是暴飲暴食的開始！晚餐最晚不要超過 7 點，就該進食完畢，避免吃消夜的習慣。

10. **吃消夜**：深夜進食會讓你的身體不知不覺中發胖，包括哈佛大學 2022 年一項研究在內的一些證據表明，深夜進食可能會讓我們在白天更飢餓、減緩新陳代謝並增加體內脂肪。

11. **高澱粉食物當菜吃**：許多人會把高澱粉食物誤以為是蔬菜類，而大量攝取，如：玉米、番薯、山藥、馬鈴薯等等，其實它們屬於主食不能當菜吃，吃太多會不瘦反胖。

12. **過量食用水果**：特別是熱量高的水果，如：芒果、荔枝、龍眼等等，大量食用容易誘發肥胖。

13. **把堅果當零食吃**：雖然堅果富含蛋白質、不飽和脂肪酸等營養價值，但脂肪含量過高，大量食用會造成脂肪堆積，一不小心就愈吃愈胖。

14. **調味料下太多**：常食用沙拉醬、芝麻醬、蛋黃醬等一些高熱量的調味料，脂肪含量極高，經常吃肯定會發胖。

體重增加的另一個可疑因素是腸道中的微生物群（它們的基因稱為微生物組）。大量證據顯示腸道微生物可能影響食慾、新陳代謝、血糖和脂肪儲存。「研究發現，肥胖者的腸道微生物與瘦子的腸道微生物不同。」卡羅琳・阿波維安博士解釋：「我們不知道這是否會導致人們肥胖。這可能是因為基因編程，導致體重增加的人擁有特定的微生物群，或者肥胖者的飲食方式，與瘦子的飲食方式不同，這可能會改變微生物群。我們需要更多的研究來找到更好的答案。」

　　肥胖可能會破壞大腦識別「飽足感」與攝取糖、脂肪後，產生滿足感的能力。而研究亦發現，肥胖不僅會讓人「不知足」，更會對大腦產生不可逆轉的改變，這或許揭示了為何大多數人在減肥後，經常又重新「反彈」的情況。沒有可逆跡象，肥胖者大腦會持續缺乏傳送「好，你已經吃夠多了」的訊息給身體的化學反應。研究發現，體重標準的人進食後，大腦中的紋狀體（Striatum）信號速度會減緩，即代表大腦已判斷產生「飽足感」，他們體內的多巴胺分泌亦會提高，表示大腦的獎勵模式也因為進食而被激活。然而，當同樣的營養物餵食到肥胖者的體內時，紋狀體的訊號發送並未減緩，多巴胺分泌也沒有上升，包括葡萄糖及脂肪均是如此。即使曾經肥胖的人減肥成功，但紋狀體依舊對攝取糖及脂肪反映遲緩。

　色香味的誘惑：
　　　美食零嘴隱藏健康陷阱，色素、香精、防腐劑讓你的健康悄悄破產！

此發現也可以解釋為何人們雖然成功減肥，但幾年後又復胖，對大腦的影響可能不像我們想的那樣可逆，基本上可以認定「肥胖」是屬於慢性疾病的一種，因為它對大腦造成實質性的影響。目前該項研究還需要進行長期觀察，因為仍有太多未知的疑問需要解開，例如是否是攝入的食物、環境或遺傳因素觸發，讓大腦喪失了對飽足感與滿足感的控制能力。

■ 肥胖使全世界付出慘痛代價

《英國醫學期刊全球健康》（BMJ Global Health）的研究指出，全球有接近三分之二成人超重或肥胖，2060 年前將增至四分之三。不斷攀升的肥胖率將對世界經濟造成 3.3% 的國內生產毛額（GDP）損失，不僅會減緩低收入國家發展，更讓人們難以享受健康生活。中國、美國及印度絕對是受肥胖影響最大的國家，從 GDP 占比中來看，美洲區域的損失最高（3.7%），而西太平洋區域的實際損失金額最高（1.56 兆美元），根據世界衛生組織（WHO）定義，西太平洋區域包含台灣、中國、日韓、紐澳等國。預期中國將因此損失 10 兆美元（約新台幣 318 兆元）、美國 2.5 兆美元（約新台幣 80 兆元）、印度 8,500 億美元（約新台幣 27 兆元）。至於對 GDP 的影響，影響最嚴重的國家預計

包括阿拉伯聯合大公國，肥胖恐影響該國約 11%GDP，對加勒比海國家千里達及托巴哥共和國 GDP 的影響也達 10.2%。

世界衛生組織（WHO）早在 2020 年全球肥胖年報中，就已經將台灣列為東亞最胖第一名，人口老化及肥胖兩大問題，必定成為台灣未來經濟發展最大阻礙！全球肥胖聯盟 2035 年分布圖指出，全球 51%的人、超過 40 億人口在未來 12 年會有過重（身體質量指數 BMI 超過 24）和肥胖（身體質量指數 BMI 超過 27）的問題，其中小孩和低收入戶的肥胖增加速度特別快。以台灣來看，到了 2035 年，平均有 19% 的成年人有肥胖問題，將近五分之一。在 2020 年至 2035 年間，台灣成年人肥胖比例每年增加 4.1%，以全球而論，屬於肥胖風險非常高的地區。孩童肥胖比例每年增加 5%，風險也非常高。若分成年男性、成年女性、男童和女童來看，男童肥胖的比例最高，在 2020 年已超過 20%，到了 2035 年會超過 40%。報告顯示，到了 2035 年，孩童肥胖的比例會增加不只一倍，全球有 2.08 億男童肥胖，1.75 億女童肥胖。

色香味的誘惑：
美食零嘴隱藏健康陷阱，色素、香精、防腐劑讓你的健康悄悄破產！

台灣成人肥胖盛行率（以體脂肪含量百分比為標準）

性別	年齡	樣本數	脂肪過高比例（%）
男性	19～30	250	65.06
	31～44	277	86.32
	45～64	621	82.95
	65～	1008	85.99
	>19	2156	80.65
女性	19～30	256	89.94
	31～44	294	86.39
	45～64	678	94.25
	65～	920	96.07
	>19	2148	91.77

Taiwan

PROJECTED TRENDS IN THE PREVALENCE OF OBESITY (BMI≥30kg/m^2)

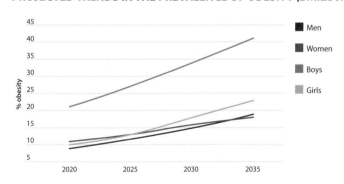

上圖為世界肥胖聯盟的「台灣肥胖人口成長趨勢預測」，值得注意的是，男童肥胖率遠高於女童和男女成人。和台灣同為中度風險的地區還有中國（18%）、香港（18%）、南韓（12%）、印度（11%）。超高風險包括美國（58%）、加拿大（49%）、澳洲（47%），低度風險則有新加坡（9%）和日本（8%）。

　　肥胖是導致其他非傳染性疾病的主因，如癌症、糖尿病和心臟疾病。當體內脂肪蓄積過多，會直接導致冠心病、高血壓、高尿酸血症，間接產生過多游離脂肪酸，造成胰島素阻抗，引發糖尿病。過多脂肪對身體造成的負擔，如果體現在口腔處，會出現呼吸中止症；如果體現在膝關節，會導致骨關節炎；如果出現在肝臟，會引發脂肪肝。世界衛生組織營養健康與發展部門主席布蘭卡（Francesco Branca）表示，確實有幾種方法可以解決肥胖問題蔓延，並避免更糟的後果，像是運用政策調高造成肥胖的超級加工食物價格，如高脂肪、高糖分的飲料和食物等。

　　根據 2024 年 2 月 29 日，發表在世界著名權威醫學期刊《柳葉刀》（The Lancet）的一項分析，全球有超過 10 億人患有肥胖症，約占全球總人口的八分之一，包括兒童，青少年和成人，成為許多國家最常見的營養不良形式。這項分析的主要作者，倫敦帝國理工學院教授艾沙堤（Majid Ezzati）表示，此一驚人的統計數據比預期的要早出現，很

大程度上是由於低收入和中等收入國家營養不良，以體重不足呈現的形式，已迅速轉變為肥胖形式。艾沙堤表示，世界肥胖聯盟（World Obesity Federation）先前的估計是，至 2030 年全球將有 10 億人患有肥胖症，但這個數字在 2022 年就已超過。分析預測，到 2035 年，世界上一半以上的人將超重或肥胖。全球因過重及肥胖而付出的經濟代價將高達 4 兆 3,200 億美元（約新台幣 137 兆元），約等同全球 GDP 的 3%，是 2023 年台灣中央政府歲出總預算（2 兆 7,191 億元）的 50 倍，這筆支出足以讓美國太空總署（NASA）的阿波羅計畫登月 19 次。艾沙堤指出，「我們真的對事情發生的速度感到驚訝。」

這項新的全球分析，是由來自「非傳染性疾病風險因素合作組織」（Non-Communicable Diseases Risk Factor Collaboration）和世界衛生組織（WHO）的 1,500 多名研究人員進行，分析來自 197 個國家、2.2 億多人的身高和體重測量的結果，探究 1990 年至 2022 年間，全球體重過輕和超重肥胖人數的變化。研究發現，在過去三十年間，成年人的肥胖率翻了一倍多，5 歲～19 歲的青少年則翻了四倍。東南亞是唯一一個體重過輕人數多於肥胖人數的地區，其中越南是全世界肥胖比率最低，也就是最瘦的國家，只有 1.67%。為什麼越南人那麼瘦呢？大部分越南菜完全沒有油水，主要靠蘸料和香料提味。清淡的牛肉河粉，清爽的米紙卷，配上

各種蔬菜和東南亞風味的香料。而太平洋、加勒比海地區島國、中東和北非國家，是體重過重和肥胖綜合比率最高的國家，世界上最胖的十個國家都在太平洋地區，度假天堂淪為肥胖之島，尤其是諾魯共和國，近九成的人超重，是世界上最胖的國家。研究還發現，女性的肥胖率比男性更高。肥胖人群和非肥胖人群之間存在工資差距，而且肥胖人群內部存在性別工資差距，女性肥胖人群的工資水準更低。

WHO 營養與糧食安全部負責人布蘭卡（Francesco Branca）表示，「營養不良和肥胖是一體兩面的，都是缺乏獲得健康飲食的機會。」

世界衛生組織甚至以「傳染病」，來形容快速蔓延的肥胖，稱其為「全球肥胖症」（Globesity）。世界衛生組織統計，全球 G20 強國中，最胖的是美國，超過八成的成年男性、七成七的成年女性體重過重（BMI 超過 24）。為何美國學童過胖、成人的糖尿病問題愈來愈嚴重？諷刺的是，一家四口吃速食，比去超市買菜回家煮飯做菜吃便宜得多，但省錢的老爸卻花更多醫藥費在糖尿病及高血壓上。

根據可怕的統計，全球肥胖率在 40 年內翻升四倍，1980 年以來，美國肥胖率翻漲三倍、每三個孩童裡面就有一個肥胖。在 2000 年後出生的孩童裡面更有三分之一受糖尿病所苦。每年肥胖引起的健保支出占 1,900 億美元，肥胖

色香味的誘惑：
美食零嘴隱藏健康陷阱，色素、香精、防腐劑讓你的健康悄悄破產！

更是奪走美國人從軍資格的最大變數。在西歐肥胖率最高的英國，2024 年有 64% 的成人過重，這其中有 28% 的人，BMI 指數超過 27，屬於肥胖，BMI 指數超過 35 的有 10%，屬於重度肥胖。有三分之一的孩童在小學畢業時就已經過重，英國國民健保每年花費 85 億英鎊治療肥胖相關病症。

依據衛生福利部國民健康署統計，台灣成人過重率為 50.3%，十大死因中就有八項跟肥胖相關。美國民間推動營養教育、孩童健康體位已超過 25 年，英國自 1998 年也立定國家營養法，而台灣最早從 1982 年草擬《國民營養法草案》，雖有不同版本討論，至今卻杳然無蹤。從英美經驗不難看出，即使當局支持、甚至是已經立法，也無法立刻全面改善國民與孩童肥胖問題，顯示立法只是起個頭，而台灣至今連個影子都沒有。

美國人平均壽命約為 78 歲，根據統計，在已開發國家中墊底，其平均醫療支出卻又居冠。再觀察過重數據，美國每三人就有一人過重，每六個孩子也有一個過重，肥胖是美國最大的健康危機。美國前第一夫人蜜雪兒·歐巴馬（Michelle Obama）推動反肥胖運動，她對於兒童過重的議題一直很關注，去年（2023）成立了一間新公司 PLEZi Nutrition，網羅了許多全美著名的博士級營養學家，旨在為兒童、年輕人提供好吃但更健康的食品和飲料，包括無糖

飲料。蜜雪兒‧歐巴馬一生致力於幫助孩子和家庭過健康的生活，她知道美國的父母、兒科醫生對於含糖飲料有多麼擔心。毫無疑問，水和牛奶以及完整的水果和蔬菜，仍然是美國孩子的最佳選擇，孩子在 5 歲之前，不應該經常喝水或牛奶以外的任何東西，但一旦孩子到了學齡，只喝水和牛奶是不切實際的，這就是為什麼她要創立 PLEZi Nutrition 公司，推出果汁飲品，標榜健康、含糖量低。PLEZi 是一款適合兒童的混合果汁飲料，是 100% 果汁和其他含糖飲料的美味替代品。每 8 盎司分量含有礦物質鉀、鋅、鎂，膳食纖維 2 公克，僅含 6 克糖（且無添加糖！），比一般的 100% 果汁（每 8 盎司分量平均含糖量超過 25 克）少 75%。PLEZi 通過不添加糖和無熱量甜味劑：甜菊糖和羅漢果萃取物來實現這一點。甜會帶來更甜，幼兒期食用含糖和無熱量甜味劑的產品與以後選擇更甜的飲食有關，這正是蜜雪兒‧歐巴馬希望顛覆的食品業讓食物變得更甜的原因。

■ 喝含糖飲料暴肥機率增五倍

吃糖就像吃嗎啡一樣，它會讓你有愉悅感，當吃糖變習慣之後，就像毒品上癮，容易愈吃愈多。吃太多糖 7 種癌症隨即找上門：乳癌、胰臟癌、大腸直腸癌、食道癌、胸膜

癌、小腸癌、子宮內膜癌。英國格拉斯哥大學（Glasgow University）代謝醫學教授納維德．薩塔爾（Naveed Sattar）博士表示，過去 30 年，高度發達國家的年輕人，肥胖率逐步提升，被診斷出患有第二型糖尿病的青少年，比過去任何時期多。第二型糖尿病主要與日常作息和飲食習慣有關，台灣糖尿病族群超過 300 萬人，等於路上每 8 個人就會有一個罹患糖尿病。殘酷的事實是，糖尿病併發症有可能讓更多年輕人「英年早逝」！

美國哈佛大學的研究發現，常喝含糖飲料的人，暴肥的機率是一般人的 5 倍，罹患糖尿病的風險將增加 2 倍～3 倍，罹患癌症的機率是一般人的 1.18 倍，罹患乳腺癌的機率是一般人的 1.22 倍。隨著飲食習慣西化的改變，台灣乳癌好發年齡比歐美國家更早，約在 45 歲～64 歲之間，近年來更有年輕化的趨勢，目前乳癌是國內女性好發癌症的第一名，已經連續 18 年蟬聯女性發生率最高的癌症！事實上，除了乳癌之外，近來許多名人罹患的「癌王」胰臟癌，以及連續 15 年發生率最高的大腸直腸癌，都跟糖息息相關，主要是因為高血糖會損害胰臟，而且可能造成胰臟基因突變，增加罹患胰臟癌的機率；而糖分也會導致大腸直腸瘜肉的發生，進一步增加大腸直腸癌風險。此外，食道癌、胸膜癌、小腸癌、子宮內膜癌等，研究證實也都與攝取過多糖有關。

2009 年，美國加州大學舊金山分校小兒科教授羅伯‧魯斯提（Robert H. Lustig）發表了一個以「糖：苦澀的真相」（Sugar：The Bitter Truth）為題的 90 分鐘演講。加州大學舊金山分校將此演講發布於 YouTube 上，作為醫學教育的一部分。這個特別的演講吸引了全世界的注意力，開始在網路上爆紅。現在該影片已經達到 2,500 多萬次的瀏覽量，你知道該影片備受注目的焦點是什麼嗎？答案就是「糖有毒！」

　　吃太甜逐漸成為破壞台灣年輕人腎臟的主要原因，根據國家衛生研究院所做的「腎病年報」，透析的好發年紀雖然大部分還是 65 歲，但有一個需要警惕的現象是：「過去 40 歲以下的透析患者，大部分是因為腎絲球腎炎，現在已經有超過三成以上的人是因為糖尿病。」非常不幸的是，糖尿病真的愈來愈年輕化了。美國華盛頓大學科學家在權威期刊《柳葉刀》上發表論文指出，全世界目前有 5.3 億糖尿病患者，預計到 2050 年，這一數字將達到 13 億，每個國家的糖尿病患者人數都會增加。根據國際糖尿病聯盟資料顯示，2021 年全球有 670 萬人因糖尿病過世，約 5 秒就有 1 人死於糖尿病，《紐約時報》曾以「被低估、潛伏而致命的疾病」來形容糖尿病。糖尿病是全球死亡原因的第九名，台灣十大死因的第五名。台灣每年將近萬人因糖尿病死亡，就醫人數也於 2024 年上半年接近 300 萬人大關，其

　色香味的誘惑：
　　美食零嘴隱藏健康陷阱，色素、香精、防腐劑讓你的健康悄悄破產！

中竟有三成糖友未滿 60 歲，且盛行率仍持續攀升，並有明顯年輕化的趨勢，儼然已成為新一代國民病，而且傷身又燒錢，台灣每年花費在糖尿病的健保支出高達 450 億元。除了高齡化的影響之外，其實更重要的是 20 歲以下的罹病比例也大幅增加，已經比 10 年前多了 40%，這跟年輕人喜歡喝含糖飲料的文化，絕對脫離不了關係。

　　台灣人吃很多有毒的東西，卻渾然不知，洗腎的人有 70%是血糖、血壓沒有控制好。腎臟是由上百萬個腎絲球（Glomerular）所構成，腎絲球就是由微小的血管組成，它像是一個小過濾器，代謝人體中的毒素。當血糖控制不佳，長期血糖偏高時就會影響到腎絲球，使腎臟慢慢失去排泄廢物以及控制水分與鹽分平衡的功用。國外研究發現，每天喝含糖飲料，8 年後可能導致腎衰竭！高油、高鹽、高糖都是非常危險且傷腎的食物，現今台灣有接近五成左右的洗腎患者是因為糖尿病產生的併發症，導致腎功能損壞，是洗腎的主要原因。台灣珍珠奶茶等含糖飲料中，加的是果糖，果糖的代謝跟一般的葡萄糖不一樣。果糖是依賴肝臟代謝的，在代謝的過程中會轉換成三酸甘油脂（Triglycerides）然後變成脂肪，不只肝臟堆積成脂肪肝，更容易導致代謝症候群，也就是糖尿病前期的最大元兇。喝飲料除了導致肥胖與糖尿病，也會導致痛風。當果糖代謝的時候，產生腺嘌呤（Adenine），嘌呤（Purine）其實就

是「普林」，會變成尿酸，最後演變成痛風。根據研究，每天喝 1 杯～2 杯含糖飲料，比 1 個月喝不到一次的人，高尿酸血症的風險增加 85％，痛風導致腎病變也成為洗腎的原因。知名《科學》（Science）期刊刊登的一項動物研究顯示，手搖飲常使用的高果糖玉米糖漿（HFCS）與肥胖和大腸直腸癌風險增加有關，特別是與瘜肉生長有顯著相關性。

專家學者建議一周不要喝超過 3 杯飲料，若超過這個限制，年輕時可能只會覺得身體水腫或胖胖的，一旦過了 30 歲，腎功能會比一般人衰退的更快，40 歲可能就要洗腎；而飲料持續喝 10 年，痛風、糖尿病、腎臟透析的比例就會大幅度增加。糖吃多了易得癌，上世紀 80 年代可樂等含糖飲料的流行，更讓全世界的糖攝取量大為提升，世界上的肥胖率也開始大增。肥胖是癌症的危險因素，肝癌、前列腺癌、卵巢癌等等都跟肥胖有關。除了肥胖造成的癌症風險升高，糖的攝取還可能額外增加大腸直腸癌的風險，尤其廣泛使用的玉米糖漿。

根據英國醫學期刊研究，持續攝取高劑量的糖分，會令人體內的蛋白質產生作用並轉化成「糖化終產物」（Advanced Glycation End Products，AGEs）積聚，使自由基的數量增加，膠原蛋白劣化，從而加速皮膚衰老，顯得較為粗糙、暗啞，甚至出現暗瘡及皺紋。珍珠奶茶含極高糖分，當中的甜味大多來自高果糖漿及玉米糖漿，研究顯示

色香味的誘惑：
美食零嘴隱藏健康陷阱，色素、香精、防腐劑讓你的健康悄悄破產！

高糖分會令大腸癌細胞增生超過 3 倍以上。珍珠奶茶中「奶」的脂肪含量高，容易令人感覺不順口。而且市面上有不少業者為了成本考量，多選擇奶精泡製奶茶，即合成牛奶、飽和脂肪等。奶精是一種經乾燥的氫化油脂粉末，其中含有反式脂肪。痛風的主要成因是身體含過多的尿酸，結晶體積聚關節內而引起發炎、腫脹及痛楚。珍珠奶茶中的果糖，在代謝過程中會轉化成「嘌呤」（Purine），分解後會產生尿酸。

正常情況下，尿酸會隨尿液排出體外。一旦排泄出現問題，結晶則會積聚於關節及骨骼組織內，造成紅腫熱痛的發炎反應。糖分攝取量越多，尿酸值也會相應提高。如每 100 毫升血液中，男性的尿酸值在 7 毫克或以上，而女生有 6 毫克或以上，誘發痛風的機會會相對較高。持續攝取珍珠奶茶等含糖飲料，體內的血糖大幅提升，會造成糖尿病。如再不妥善控制，使得腎臟肥大、腎血流量增加，演變成慢性病症，最後喪失正常功能。

糖如慢性毒藥，與代謝症候群、脂肪肝、三高的發生息息相關。許多人都愛喝飲料，小孩也不例外，但飲料（每 100cc）中的熱量及含糖量不容忽視。

珍珠奶茶	108 大卡	含糖量 7.1 克
可樂	42 大卡	含糖量 10.6 克
果汁	47 大卡	含糖量 8.9 克
汽水	34 大卡	含糖量 8.6 克

　　糖吃太多，每天超過 20 克，你的身體將發生下列的變化：

1. 容易發胖：吃糖＝增加熱量，體重上升。
2. 老得快：糖化終產物（AGEs）會加速老化機制。
3. 內分泌失調：糖吃太多，胰島素分泌會增加。
4. 血壓飆高：糖刺激血管發炎，血壓容易上升。
5. 血脂飆高：血液中的三酸甘油酯濃度上升。
6. 糖尿病風險：胰島素敏感度下降，小心糖尿病。
7. 心血管疾病：糖使血管內膜老化，導致動脈硬化。
8　蛀牙：口腔環境酸化，琺瑯質腐蝕。
9. 脂肪肝：過多的糖會使肝臟脂肪堆積。
10. 頻頻長出青春痘：吃太多糖，容易影響荷爾蒙，造成皮膚問題。

　　每個人大概都不認為自己吃糖過量，但衛生福利部國民健康署統計數字顯示，台灣是個螞蟻島，成千上萬的民眾就是耽溺於糖癮的螞蟻人。

色香味的誘惑：
　　美食零嘴隱藏健康陷阱，色素、香精、防腐劑讓你的健康悄悄破產！

■ 國人十大死因八項與肥胖有關

多種趨勢皆顯示肥胖成為「國民慢性病」，已是嚴峻議題。體重愈重者，慢性疾病發生率愈高，死亡率也愈高，常併發的疾病如糖尿病、心臟病、高血壓、中風、骨關節炎、呼吸系統疾病、癌症、胃食道逆流、膽囊疾病、不孕症等。除了身體的疾病，肥胖者也容易罹患各種心理問題，輕者如產生憂鬱情緒，重者也會導致憂鬱症。而台灣民眾的肥胖問題更不容小覷，成年人過重及肥胖率為50.3%，換算每 2 人就有 1 人過重或肥胖。國、高中生的過重、肥胖率則約 27%～30%，代表青少年每 3 人就 1 人體重超標。根據 2023 年統計國人十大死因中，就有癌症；心臟疾病；腦血管疾病；肺炎；糖尿病；高血壓性疾病；腎炎、腎病症候群及腎病變；慢性下呼吸道疾病等 8 項疾病與肥胖有關。

台灣 2023 年十大死因死亡人數合計 15 萬 4,181 人，占總死亡人數 76.6%。而國人吃健保藥，以三高疾病者最多！所以，不管是十大死因或健保用藥最多者，似乎都與肥胖所造成的併發症關係最大，值得民眾警惕。

世界衛生組織（WHO）建議的身體質量指數（Body Mass Index，BMI）被廣泛用於醫學界中，作為判斷體重是否過輕、正常、過重或肥胖的工具。然而，2023 年 7 月美

國醫學會（AMA）推翻了 BMI 對於健康的定義。美國醫學會建議，未來醫生更應該注意體脂率及腰圍比。BMI 該怎麼計算？根據世界衛生組織所提供的 BMI 計算公式為：體重（公斤）除以身高（公尺）的平方。以 70 公斤體重 175 公分的成年男性為例，得出的 BMI 值為 22.9。

我國國民健康署建議成人 BMI 應維持在 18.5～24 之間，22 為最優。通常會將 BMI 分為以下幾種：

- 體重過輕：BMI<18.5。
- 體重正常：18.5≦BMI＜24。
- 體重過重：24≦BMI＜27。
- 輕度肥胖：27≦BMI＜30。
- 中度肥胖：30≦BMI＜35。
- 重度肥胖：BMI≧35。

體脂率的計算公式為 $1.2 \times BMI + 0.23 \times$ 年齡 $- 5.4 - 10.8 \times$ 性別（男生 1，女生 0）。以 BMI 值為 18.7 的 40 歲成年男性為例，得出的體脂率為 15.4%（男性體脂率介於 15%～25%，女性 20%～30%則為正常值）。根據國民健康署所提供的健康腰圍建議，男性應小於等於 90 公分（約 35.5 吋）、女性小於等於 80 公分（約 31.5 吋）較佳。

$$BMI = \frac{體重（公斤）}{身高^2（公尺）}$$

色香味的誘惑：
美食零嘴隱藏健康陷阱，色素、香精、防腐劑讓你的健康悄悄破產！

2023 年 5 月 19 日，世界衛生組織（WHO）警告：慢性病「對生命造成巨大且不斷增加的傷害」。全球死亡人數有 74% 是由心臟病、癌症和糖尿病等非傳染性疾病引起，非傳染性疾病每年造成 4,100 萬人死亡，其中 1,700 萬人死亡時年齡不到 70 歲，每 2 秒就有一名未滿 70 歲人士命喪非傳染性疾病。由不健康的生活習慣或生活條件引起的非傳染性疾病，通常可以預防，嚴格管控風險因素可能挽救數以百萬計人命。世衛組織總幹事譚德塞（Tedros Adhanom Ghebreyesus）說：「非傳染性疾病每年造成的死亡比例一直在增長，目前每年因疾病死亡的人中，有近四分之三是由於非傳染性疾病導致。如果這種趨勢持續下去，預計到本世紀中葉，非傳染性疾病將占每年 9,000 萬死亡人數的 86% 左右，即其中 7,700 萬的死亡將歸因於非傳染性疾病。自 2019 年以來，絕對數字增加了近 90%。令人擔憂的是，肥胖的盛行率正在上升，而且沒有立即逆轉的跡象。」

2023 年全球肥胖人口已超過十億，約占全球總人口的八分之一。其中，約 1.59 億肥胖人口為 5 歲～19 歲兒童或青少年，8.79 億為成年人。從性別來看，成年女性肥胖率增加了一倍多，成年男性則增加了近兩倍，肥胖導致人們罹患糖尿病和心血管疾病的風險顯著提升。

根據世界衛生組織數據，全球因糖尿病死亡的人口比例從 2000 年的 1.9% 上升到 2019 年的 4.9%，而心血管疾

病更是全球最大的致死元兇。

　　巴西聖保羅大學健康與營養流行病學研究中心主任卡羅斯‧蒙泰羅（Carlos Monteiro）一直在研究全世界各地不同類型的食物和肥胖之間的關聯。他最先研究的區域是巴西，然後是美國和其他許多國家，結果都顯示出一個清楚的模式：越多人吃「超級加工食品」的區域，肥胖就越流行。肥胖越流行，糖尿病、心臟病、中風、某些癌症和早夭的機率就越高。墨西哥 2010 年通過法律，要求學校進行體育活動，並在校園內禁止販售超級加工食品。在墨西哥，肥胖與高糖分飲料有強烈的因果關係，距離美墨兩國邊境越近的地方，這種現象越普遍。南非頒布法律限制某些食物中的鹽分含量，並推出綠色星期一的活動，鼓勵多吃蔬菜。巴西的宣傳活動則鼓勵人們用新鮮的食材自行烹調食物。

　　台灣地區 2023 年十大死因依序（依死亡率排序）為：1. 惡性腫瘤（癌症）；2. 心臟疾病；3. 肺炎；4. 腦血管疾病；5. 糖尿病；6. 嚴重特殊傳染性肺炎（COVID-19）；7. 高血壓性疾病；8. 事故傷害；9. 慢性下呼吸道疾病；10. 腎炎、腎病症候群及腎病變。2023 年癌症死亡人數為 5 萬 3,126 人，占總死亡人數 25.8%，死亡率為每十萬人口 222.6 人，較 2022 年上升 2.2%，標準化死亡率為每十萬人口 115.4 人，下降 0.5%。就年齡觀察，2023 年癌症死亡有八成七集中於 55 歲以上族群。

色香味的誘惑：
　　美食零嘴隱藏健康陷阱，色素、香精、防腐劑讓你的健康悄悄破產！

十大癌症死亡率依序為：1. 氣管、支氣管和肺癌；2. 肝和肝內膽管癌；3. 結腸、直腸和肛門癌；4. 女性乳癌；5. 前列腺（攝護腺）癌；6. 口腔癌；7. 胰臟癌；8. 胃癌；9. 食道癌；10. 卵巢癌。

台灣地區由於經濟快速發展，民眾的飲食習慣及疾病型態逐漸改變。台灣人主要的死因，早年以傳染性疾病為主，近年來轉變為以慢性疾病為主，其中尤以惡性腫瘤（癌症）、心臟疾病、腦血管疾病最為顯著。蟬聯十大死因榜首42年的「癌症」，死亡人數增加以 65 歲～74 歲較明顯。

台灣 2023 年十大癌症死因排名

癌症別	死亡人數
1. 氣管、支氣管和肺癌	死亡人數 10,348 人
2. 肝和肝內膽管癌	死亡人數 7,724 人
3. 結腸、直腸和肛門癌	死亡人數 6,791 人
4. 女性乳癌	死亡人數 2,972 人
5. 前列腺（攝護腺）癌	死亡人數 1,815 人
6. 口腔癌	死亡人數 3,610 人
7. 胰臟癌	死亡人數 2,879 人
8. 胃癌	死亡人數 2,327 人
9. 食道癌	死亡人數 2,064 人
10. 卵巢癌	死亡人數 756 人

資料來源：衛福部國健署

台灣 2023 年十大死因排名

死因	死亡人數
1. 惡性腫瘤（癌症）	53,126
2. 心臟疾病	23,424
3. 肺炎	16,702
4. 腦血管疾病	12,371
5. 糖尿病	11,625
6. 嚴重特殊傳染性肺炎（COVID-19）	8,962
7. 高血壓性疾病	8,930
8. 事故傷害	7,063
9. 慢性下呼吸道疾病	6,164
10. 腎炎、腎病症候群及腎病變	5,814

資料來源：衛福部國健署

　　心臟疾病是國人第二號殺手，危險因子包含：腰圍過粗、三高（高血壓、高血脂、高血糖）、好的膽固醇過低等問題，而這五項危險因子中若有三項以上，就是罹患代謝症候群，其後續發生心臟疾病及腦中風的風險，比一般民眾高出 2 倍。民眾應從平常養成良好的生活、飲食習慣做起，有效預防並遠離心血管疾病的威脅。世界衛生組織指出，全球每年約 1,800 萬人死於心血管疾病，依據衛生福利部 2023 年國人死因統計結果，共計 2.3 萬人死於心臟疾

色香味的誘惑：
美食零嘴隱藏健康陷阱，色素、香精、防腐劑讓你的健康悄悄破產！

病，平均約 22 分鐘就有 1 人。

美國心臟協會（AHA）頒布的「生命 8 大要素」（Life's Essential 8）確實有長壽功效，包括吃的健康、曝曬陽光、積極戒菸、睡眠充足、控制血脂、控制體重、控制血糖、控制血壓，這 8 種有益心血管健康的行為，平均可延長壽命約 9 年。想要活得健康長壽，快記下這 8 件事！

1. 吃的健康：以低糖、低油、低鹽、高纖（三低一高），及原型食物（新鮮自然）為主，並避免攝取超級加工食物，例如含糖飲料、熱狗、香腸、漢堡、炸薯條、餅乾、蛋糕、糖果、甜甜圈和冰淇淋等等。

2. 曝曬陽光：每周至少三次，外出曝曬陽光，15 分～30 分鐘。陽光中的紫外線會使皮膚分泌一氧化氮，心血管不容易阻塞。

3. 積極戒菸：戒菸可以降低心肌梗塞發生的機率。

4. 睡眠充足：每晚睡足 7 小時。

5. 控制體重：理想身體質量指數（BMI）範圍值為 18.5～24，男性腰圍≦90 公分、女性腰圍≦80 公分。

6. 控制血壓：每天測量，早晚各一回，左右手各測量一次，取平均值，血壓值＜120/80 mmHg。

7. 控制血糖：定期監測血糖值，空腹血糖標準值為＜126 mg/dL。

8. 控制血脂：定期監測血脂值，總膽固醇＜200 mg/dl、三

酸甘油脂<150 mg/dl、低密度脂蛋白膽固醇<130 mg/dl。高密度脂蛋白膽固醇男性要控制在 40mg/dl 以上，女性則要控制在 50mg/dl 以上。

色香味的誘惑：
美食零嘴隱藏健康陷阱，色素、香精、防腐劑讓你的健康悄悄破產！

Chapter4

減肥的
科學密碼

「春天不減肥，夏天徒傷悲，秋天無人追，冬天沒三圍。」
——佚名

■ 科學密碼 1：Omega-3

日本京都大學（Kyoto University）教授河田輝夫（Teruo Kawada）博士在英國自然科學期刊《科學報告》（Scientific Reports），發表了重要的科學研究：富含 Omega-3 脂肪酸的魚油，可以將脂肪儲存細胞轉化為脂肪燃燒細胞，這可能會減少中年時期的體重增加。魚油可以活化消化道中的受體，激發交感神經系統，並誘導儲存細胞代謝脂肪。另外，從許多動物研究中觀察到，當顏色較深的脂肪比較多，便能幫助消耗過剩的能量，達到減肥效果。

脂肪組織並非都儲存脂肪，所謂的「白色」細胞儲存脂肪以維持能量供應，而「棕色」細胞則代謝脂肪以維持穩定的體溫。棕色細胞在嬰兒體內含量豐富，但隨著成年期的成熟，其數量逐漸減少。最近在人類和小鼠體內發現了第三種類型的脂肪細胞——「米色」細胞，並且已被證明其功能與棕色細胞非常相似。當人們接近中年時，米色細胞的數量也會減少；如果沒有這些代謝細胞，脂肪就會持續累積數十年而不會被使用。

河田輝夫博士研究了這些米色細胞的數量，是否可以透過攝取某些類型的食物來增加。「我們從先前的研究中知道，富含 Omega-3 脂肪酸的魚油具有巨大的健康益處，包括防止脂肪堆積。」河田輝夫博士說：「我們測試了魚油和

米色細胞的增加是否存在相關性。」研究團隊給一組小鼠餵食高脂肪食物，另一組的高脂肪食物則添加含有 Omega-3 脂肪酸的魚油，並且追蹤牠們的體重變化 4 個月。結果發現，與不食用 Omega-3 脂肪酸的小鼠相比，食用 Omega-3 脂肪酸的小鼠，體重減少了 5%～10%，脂肪減少了 15%～25%。研究還發現，當交感神經系統被活化時，白色細胞會形成米色細胞，這意味著某些脂肪儲存細胞獲得了代謝能力。河田輝夫博士補充道：「人們長期以來都說日本和地中海的食物有助於長壽、減肥，但這些菜餚為何有益，卻一直存在爭議，現在我們終於了解其中的原因——魚油的 Omega-3 脂肪酸可以清除多餘的脂肪，魚類當中的 Omega-3 脂肪酸可以將壞脂肪轉為好脂肪，就能燃燒更多卡路里。」

魚油最好的天然來源為居住在深海的魚類，如鯖魚、鮭魚、鰤魚、海鱺魚、柳葉魚、沙丁魚、秋刀魚、鰻魚等油脂豐富的魚，這些魚的共同特徵是魚鱗會閃光，背部呈現藏青色。選擇深海的魚種是為了遠離人類活動產生的汙染物，而選擇小型魚則可以避免食物鏈頂層的大型魚有汙染物的生物累積效應。

根據世界衛生組織（WHO）發布的《世界衛生統計》指出，日本人的平均壽命連續多年位居世界首位，也公布了最新的全球肥胖年報，台灣為東亞最胖第一名，肥胖率

已高達 50.3%，平均每兩人就有一人有過重及肥胖問題（亦即 BMI 大於 24）。令人吃驚的是，台灣喜愛運動的人口高達 82%。日本是全球最瘦的國家之一，肥胖率只有 4%，而且日本人有高達 60%不愛運動，同樣是發達國家的美國，肥胖率達 42.4%。

2024 年 9 月 17 日，日本厚生勞動省公布的數字顯示，全日本 100 歲以上的老年人已經達到 9 萬 5,119 人，創歷史新高。比去年增加 2,980 人，已連續 54 年增加。女性為 8 萬 3,958 人，占總體的 88.3%，男性為 1 萬 1,161 人。最高齡的女性 116 歲，最高齡的男性 110 歲。每 10 萬人口中 100 歲以上老年人數，島根縣連續 12 年位居日本第一，達到 159.54 人，是長壽天堂，百歲老人的密度，為全世界最高的地區。

島根縣的人口不到 65 萬，面臨日本海，當地居民喜歡吃深海魚類：鰤魚（台灣俗名青甘、紅甘）、竹筴魚跟蕎麥麵。島根縣的鰤魚捕撈量全日本第一，每 100 克魚肉中的 Omega-3 含量為 2,683mg。蕎麥麵熱量非常低，而且含有豐富的膳食纖維，雖然蕎麥麵的熱量和烏龍麵差不多，不過它的 GI 值（升糖指數）才 59，GI 值是將血糖值上升的速度，依各食品數值化的指標，數值越大血糖值上升的速度越快，表示越容易發胖。以下為各種主食的 GI 值參考：白吐司 91、白飯 84、烏龍麵 80、義大利麵 65，也就是說，

色香味的誘惑：
美食零嘴隱藏健康陷阱，色素、香精、防腐劑讓你的健康悄悄破產！

蕎麥麵的 GI 值比其他主食更低，屬於吃了不易發胖的類型。

世界著名權威醫學期刊《柳葉刀》（The Lancet），公布了全球第一份重量級的飲食報告，分析了 195 個國家及地區，飲食習慣造成的死亡率以及疾病罹患率的關係。日本人卻有最低的全因死亡率、心血管疾病死亡率、癌症死亡率。為什麼會這樣？這份報告指出，關鍵在於 Omega-3 脂肪酸每日的攝取量（日本人每日攝取量超過 4,000 毫克，台灣人少於 200 毫克）。想要攝取足夠的 Omega-3，直接吃魚補充 EPA、DHA 更有效率！

台灣衛福部食品藥物管理署建議，每日攝取的 Omega-3 不應超過 2,000 毫克，美國心臟醫學會則是建議，每日要攝取約 650～1,000 毫克的 Omega-3，世界衛生組織（WHO）與歐洲食品安全局（EFSA）建議，每日應攝取 300～500mg 的 Omega-3，孕婦建議每日至少需補充 200～300mg 的 Omega-3，心血管疾病患者，每天 1,000 毫克，血脂過高的人，可以每天攝取 2,000～4,000 毫克。其他植物性食物或油脂如酪梨、亞麻仁油等，也都含植物性 Omega-3 脂肪酸，是素食者的好選擇，不過含量比較少。

日本人常吃的 8 種魚 Omega-3 含量（以 100 克的魚肉為例）：

魚名	EPA（mg）	DHA（mg）	Omega-3 含量（mg）
鯖魚	1424	3329	4753
秋刀魚	1407	2548	3955
鮭魚	2064	1614	3678
鰤魚	1785	898	2683
海鱺魚	1201	1232	2433
柳葉魚	1107	1170	2277
鰻魚	649	1218	1867
白帶魚	449	1051	1500

資料來源：衛福部食品營養成分資料庫

台灣人常吃的魚，每 100 克魚肉，Omega-3 脂肪酸含量：

魚名	EPA（mg）	DHA（mg）	Omega-3 含量（mg）
白鯧	117	323	440
虱目魚	33	173	206
龍膽石斑	0	79	79
鯛魚	6	32	38
吻仔魚	104	277	381
鱸魚	93	108	201

資料來源：衛福部食品營養成分資料庫

色香味的誘惑：
美食零嘴隱藏健康陷阱，色素、香精、防腐劑讓你的健康悄悄破產！

美國國家衛生研究院（NIH）建議每日 Omega-3 攝取量如下：

年齡	男性	女性
0 到 12 個月	500mg	500mg
1 歲到 3 歲	700mg	700mg
4 歲到 8 歲	900mg	900mg
9 歲到 13 歲	1000mg	1200mg
14 歲到 18 歲	1100mg	1600mg
19 歲以上	1600mg	1600mg
懷孕期		1400mg
哺乳期		1300mg

資料來源：美國國家衛生研究院

▓ 科學密碼 2：香蕉

香蕉是人們喜愛的水果之一，歐洲人因它能解除憂鬱而稱它為「快樂水果」，香蕉又被稱為「智慧之果」，傳說是因為佛祖釋迦牟尼吃了香蕉而獲得智慧。而且，香蕉還是女孩子們鍾愛的減肥佳果，營養師大讚香蕉是減肥聖品！香蕉現在是日本人最愛吃的水果第一名，每年進口 120 萬噸，菲律賓占 93%，台灣大約 1%。日本曾掀起一陣「早餐吃香蕉減肥法」的旋風，日本各家電視台紛紛以此題材

製作特別節目，許多明星上電視親身講解自己「香蕉減肥法」的成效。日本 TBS 電視台還播放特別節目，請到胖了幾十年的歌手森公美子（Kumiko Mori）現身說法，森公美子體驗香蕉減肥法，在一個半月內瘦了七公斤，此減肥法立即造成轟動，導致日本各大超市香蕉突然被搶購，供不應求。香蕉價格一下子提高了 10%。當時台灣不少女明星看了新聞，東施效顰，都喜歡以香蕉作為減肥的食物。名模林志玲曾經透露，自己很喜歡吃香蕉，甚至拿香蕉當正餐。日劇女王深田恭子，也曾經表示，使用「早餐吃香蕉減肥法」瘦身，短短 3 個月內成功減掉 12 公斤，順利打造性感曲線，不再擔心被別人取笑，或再出現拍戲時因過胖，將戲服撐裂的窘況。

　　早餐時吃 2 根香蕉配 200cc 白開水，然後中、晚餐照常進食。這就是神奇香蕉減肥法的「科學密碼」，利用香蕉讓胃產生飽足感，豐富的酵素讓消化變快，即便中、晚餐照常進食，也不會屯積脂肪。比起那些痛苦忍餓節食，每樣食物都要辛苦計算卡路里的減肥方法，香蕉減肥法真是輕鬆、簡單多了。日本新潟大學（Niigata University）名譽教授、醫學博士岡田正彦（Masahiko Okada）指出，香蕉減肥法確實有一定效果，因為香蕉沒有太多卡路里，一天當中若提高香蕉的攝取比例，身體自然會瘦。

　　日本腸道權威醫師松生恒夫（Matsuike Tsuneo）博士認

為，由於許多日本人非常重視晚餐，晚上吃得比早餐和午餐更多，攝入的熱量更高，因此選擇「晚餐前」減肥，減少卡路里攝入。最佳吃香蕉的黃金時間就是「晚餐前」，晚上吃飯前 30 分鐘，先吃 2 根香蕉（注意：香蕉每日限吃 2 根），再搭配 200cc 的水，就能讓大腦產生飽足感，大大降低食慾。約莫 30 分鐘後，再吃晚餐，可以有效減少食量。香蕉是一種低 GI（升糖指數）的食物，不會使血糖快速上升，可以避免胰島素分泌太多，讓血糖能夠以平緩的方式逐漸下降，延長飽足感，讓晚餐的食量自然變小，攝入的卡路里也就減少了。

晚上 11 點～凌晨 1 點，人體分泌生長荷爾蒙（激素）最旺盛，生長荷爾蒙是能夠維持年輕的青春荷爾蒙，也稱做回春荷爾蒙，香蕉中含有的「精氨酸」（Arginine），能活化生長荷爾蒙，有助美容瘦身，持續這樣的飲食法，短短 10 天就有機會甩掉 3 公斤，而且也比較不容易復胖。日本健康雜誌《Yohobika》也做了調查，使用這種香蕉減肥法的人，大約有 8 成的人都有感覺變瘦，約有 5 成的人體重減輕、腰圍減少，同時消除了便秘困擾。香蕉雖然是減肥聖品，但如果本身三酸甘油脂過高或肝臟功能差，就不宜吃太多，因為水果中的果糖需要靠小腸、肝臟代謝，吃多了會造成身體負擔。

日本東京大學（The University of Tokyo）醫學部的研究

團隊，進行了一項為期 4 周的臨床試驗。每天吃 120 克香蕉，結果發現 82%的參與者體重減輕了。香蕉中含有的膳食纖維和果寡糖不容易被消化，可以進入腸道，變成益生菌的食物來源，增加腸道益生菌（乳酸菌）的數量，而且體內的惡菌和引起炎症的病菌都減少了。這項研究成果發表在 2021 年 2 月國際權威雜誌《藥理與治療》（Pharmacology & Therapeutics）期刊上。此外，香蕉所含非水溶性食物纖維，刺激腸壁促進蠕動，具有消除便秘的效果。

香蕉含有 β 胡蘿蔔素及維生素 C、E，具抗氧化作用，可抑制癌細胞產生，刺激腸蠕動，縮短腸道上致癌物質與腸壁接觸時間，減少致癌物質的停留。日本帝京大學（Teikyo University）藥學部山崎正利（Masatoshi Yamazaki）教授，曾進行水果與免疫活性的研究，發表在日本癌症學會。山崎正利教授利用動物試驗，比較了香蕉、葡萄、蘋果、西瓜、鳳梨、水梨、柿子等多種水果的免疫活性，結果證實香蕉的效果最好。香蕉含腫瘤壞死因子 TNF-α（Tumor Necrosis Factor-Alpha），是一種具有活性的物質，可以使腫瘤細胞凋亡，增強白血球生長、免疫力及體力，並吞噬壞細胞。香蕉表皮的黑斑愈多，免疫活性愈高。表皮上出現黑斑的香蕉，增加白血球的能力是青香蕉的 8 倍。

香蕉也可以降低大腸直腸癌的發生。因為香蕉裡含有果寡糖（Fructooligosaccharides），而且是果寡糖含量最多的

色香味的誘惑：
美食零嘴隱藏健康陷阱，色素、香精、防腐劑讓你的健康悄悄破產！

水果，果寡糖可以滋養腸道裡的益菌，減少致癌物質的停留。香蕉富含色胺酸與維生素 B6，幫助大腦製造血清素，讓你情緒安定、變得快樂，也能增加大腦中多巴胺（Dopamine）的分泌量，提高創造性思維的能力。人體內的鉀太少，可能導致心律不整、易怒、噁心、反胃、腹瀉等症狀，而一根香蕉約含 500 毫克的鉀，有助於體內鈉鉀平衡，同時也能平衡血壓對抗動脈粥狀硬化、保護心血管健康。

香蕉每 100 克有 89 卡熱量，約是白飯的三分之一。而一根中等大小的香蕉熱量約 112 卡。有些人因為減肥吃的食物變少而便秘，可以透過香蕉中的「抗性澱粉」來改善便秘的困擾。筆者從 30 年前開始，每天午餐、晚餐之後，各吃一根香蕉，揮別青年、中年進入老年，身體質量指數（BMI）20.1～18.7，不曾肥胖過，年輕時穿的牛仔褲，現在都還可以穿，除了洗牙之外，健保卡未使用過。

■ 科學密碼 3：酪梨

酪梨（Avocado）是金氏世界紀錄所記載最營養的水果，也是唯一含單元不飽和脂肪酸的水果，有「森林奶油」之稱，是留住青春的好食物。以前非洲的貧富差距很大，有錢人吃奶油，窮人吃酪梨，因此酪梨又被稱為「窮人的

奶油」。時尚超模澳洲完美女神米蘭達・可兒（Miranda Kerr），始終洋溢著陽光般燦爛的笑容，玲瓏有致的好身材與甜美的性感酒窩，不僅讓男人神魂顛倒，同時也讓女人羨慕、忌妒。她將酪梨當早餐吃，維持性感的體態。好萊塢女星潔西卡・艾芭（Jessica Alba）是酪梨狂粉，吃酪梨是她維持好身材、好皮膚的祕訣。為什麼上述這些超級模特兒、好萊塢女星可以在忙碌的演藝生涯中，維持火辣身材，就算當媽了，身材仍然好到令人難以相信，其中一項減肥祕訣就在「早餐」！

今年 43 歲的潔西卡・艾芭透露自己早餐絕對會吃酪梨。已經是 3 個孩子的媽，她到底怎麼解決新陳代謝變慢的問題，讓自己的身材仍像青春少女般玲瓏有致？為此，潔西卡・艾芭分享她的飲食習慣，讓大家都能跟她一樣打破變胖魔咒。早餐會吃她的最愛酪梨和香蕉，她強調自己絕不吃 4 種食物：麵粉、奶製品、油炸食品和超級加工食品，選擇「低碳水化合物、高蛋白、高纖維」的飲食方式，積極瘦身。

美國人稱酪梨為「綠色黃金」。美式足球超級盃決賽之前，美國人大約會購買 1,500 萬磅的酪梨，一邊吃一邊觀賞球賽，因此超級盃決賽當天又被稱為酪梨日，可見酪梨在美國受歡迎的程度，《時代》雜誌也把酪梨列為全球十大超級食物之一。酪梨是維生素 C、E、K 和 B6 以及核黃素、

色香味的誘惑：
美食零嘴隱藏健康陷阱，色素、香精、防腐劑讓你的健康悄悄破產！

菸鹼酸、葉酸、鎂、鉀和膳食纖維的重要來源，美國《時代》雜誌報導，酪梨是營養成分相當高的「超級食物」，含有豐富的單元不飽和脂肪酸（Omega-9）、多元不飽和脂肪酸（Omega-3），有助於抗發炎、降低壞膽固醇，以及富含類胡蘿蔔素、礦物質和去石寧錠（Destone）這種可以對抗結石的成分。此外，酪梨也含有相當豐富的天然植物醇，稱為 β-穀固醇（Beta-Sitosterol）。經常食用 β-穀固醇，可以有效降低體內的膽固醇。酪梨還含有葉黃素和玉米黃素，這兩種物質可以抗氧化，並減輕紫外線對視網膜的傷害。最難得的是，它含有穀胱甘肽（Glutathione），穀胱甘肽是人體內非常重要的抗氧化物質，常被稱為「抗氧化之母」。酪梨中含大量可美肌的維生素 C，具有防老化、抗氧化作用，幫助吃出美肌。

美國賓夕法尼亞州立大學營養學傑出教授彭妮·克莉絲·埃瑟頓（Penny Kris-Etherton）博士發表在《營養學雜誌》（The Journal of Nutrition）上的一篇研究顯示：「每天吃一個酪梨有助於降低俗稱『壞膽固醇』的低密度脂蛋白（LDL），增加高密度脂蛋白（HDL）『好膽固醇』。低密度脂蛋白，會造成危險的動脈斑塊，也被認為與癌症和心臟病有關。」酪梨尚能預防代謝症候群（Metabolic Syndrome），也就是肥胖、高血糖、高血壓、高血脂等三高危險因子集中在一身的症狀，一旦診斷確定，罹患第二型糖尿病和心血管

疾病的風險，將提高好幾倍。酪梨的果肉曾被用於滋潤毛髮，促進毛髮生長，治療皮膚創傷，美國的原住民印地安人也會使用酪梨治療痢疾及腹瀉。

酪梨脂肪含量高，在台灣列為油脂類食物，很多人不相信它能減肥，但是酪梨提供的是單元、多元不飽和脂肪酸，不像椰子提供的是飽和脂肪酸，這種優質脂肪酸能夠加速新陳代謝，讓人長時間有飽足感，延緩想要吃東西的欲望。另外，酪梨中含有一種名為左旋肉鹼（L-Carnitine）的胺基酸，當人體代謝脂肪時需要它。建議每天吃半顆酪梨，盡量保持其新鮮天然成分，勿加糖、加鹽調味。這是控制體重、積極瘦身的好方法。

若是攝取過量，反而會增加熱量，越吃越胖，失去減肥的效果。酪梨的鉀離子含量高（每 100 公克含鉀離子 250 毫克～380 毫克），較不適合慢性腎臟病患食用，糖尿病或高血壓患者，千萬勿單靠吃酪梨來控制血壓、血糖。正在哺乳的母親食用過多酪梨，寶寶可能會有胃部不適的情況產生。

酪梨有助減肥來自兩大豐富的營養成分：不飽和脂肪酸、膳食纖維。酪梨含有豐富的單元及多元不飽和脂肪酸，這種油脂能減少促進食慾的飢餓素（Ghrelin）分泌，而且進入體內之後要花上 4 小時～6 小時，才能消化完畢，延長飽足感，減少進食量。水溶性膳食纖維吃進體內後，

會吸水膨脹，形成凝膠狀的物質，占據胃部空間，間接增加飽足感。高脂、高纖的酪梨可延緩食物的消化，膳食纖維還能在腸道中包覆醣類，延緩葡萄糖的吸收，讓血糖不會快速上升。血糖平穩便不會過度刺激胰島素分泌，幫助脂肪合成，降低發胖機率。

■ 科學密碼 4：綠色花椰菜

什麼是排名第一的超級減肥食物？答案是綠色花椰菜（青花菜）。根據衛福部食藥署食品營養成分資料庫顯示，每 100 克的白米飯熱量約有 183 大卡，綠色花椰菜（青花菜）的熱量非常低，每 100 克的綠色花椰菜，熱量只有 28 大卡，約為白米飯的八分之一，很適合取代米飯和麵包，達成減重效果。膳食纖維含量有 3 克，90%都是水分，因此能夠增加飽足感、解便秘、消水腫，延後胃排空的時間，深受瘦身界與健身界的喜愛！此外，綠色花椰菜還富含微量元素鉻（Chromium），幫助胰島素發揮功能，具有穩定血糖的作用，一杯（240 克）的綠色花椰菜，就含有 22 微克的鉻，在蔬菜中幾乎是最高。而每 100 克的白色花椰菜，熱量更低至 23 大卡，膳食纖維含量則是 2 克，是低卡高纖的超級減肥食材，營養師公認的「減肥王」。綠色花椰菜屬鹼性，可促使體內酸鹼度平衡，降低血糖，尤其能幫

助第二型糖尿病患者控制血糖，還能提升醣類代謝，加速脂肪燃燒，預防脂肪囤積於體內，避免大腹便便。有水腫體質的人，很適合多吃綠色花椰菜，來幫助身體排除多餘的水分！

綠色花椰菜除了對減肥有莫大的功效外，也是女人的超級美容食物，富含蘿蔔硫素（Sulforaphane），是延緩老化的抗氧化劑。還能抑制黑色素形成，預防黑斑，淡化痘疤，讓妳的肌膚變得又白又 Q 嫩。綠色花椰菜要挑顏色越翠綠、花朵越濃密越新鮮的，出現泛黃表示品質不佳！綠色花椰菜很容易有菜蟲隱藏其中，很難用水清洗乾淨，可以先切小朵後，放入一兩小匙的鹽巴，浸泡約 10 分鐘，菜蟲就會浮出水面！

肥胖是全世界最大的健康危機，就連美國第一家庭也躲不掉。2010 年美國第一夫人蜜雪兒・歐巴馬（Michelle Obama）透露，家庭醫生曾說第一千金有體重過重的問題，讓她驚覺兒童肥胖的嚴重性。「我們經常不知道自己的孩子有肥胖問題，總覺得這種事只會發生在其他人身上，而讓我們的孩子暴露於肥胖的危險中。」蜜雪兒在白宮 8 年期間，從自己本身做起，將健康飲食觀念推廣到全美國，帶領美國兒童脫離肥胖。有一次，蜜雪兒訪問校園，問小朋友：「你們知道現任總統的名字嗎？」「巴拉克・歐巴馬。」「他最喜歡吃的食物是什麼？」「不知道。」「那我告訴你

們，就是巴拉克。」引起小朋友一陣大笑！因為歐巴馬的名字巴拉克（Barack）跟綠色花椰菜（Broccoli）的英文發音十分相近。蜜雪兒接受媒體訪問時，形容第一家庭是「綠色花椰菜之家」:「唯一不會讓我家小孩大吵大鬧的青菜，就是綠色花椰菜。」

2013 年 7 月 9 日，蜜雪兒推動反肥胖運動，在白宮舉行午宴，款待全國各地贏得「健康料理競賽」的 54 位小朋友，巴拉克‧歐巴馬（Barack Obama）總統也來作陪。一位小朋友問歐巴馬總統最喜愛吃什麼食物，歐巴馬回答：綠色花椰菜。這下子你應該知道為什麼歐巴馬的身材能夠保持的那麼好！這答案令人想起老布希（George Herbert Walker Bush）總統在 1990 年惹出的綠色花椰菜風波。他當年表示，從小就不喜歡綠色花椰菜，無奈母親總是逼他吃，「我現在已經是美國總統，我再也不要吃那難吃的綠色花椰菜。」此話一出，全美輿論一片譁然，不僅種植綠色花椰菜的農民抗議，家庭主婦更是目瞪口呆，不知如何教育孩子多吃綠色花椰菜。眼看風暴像滾雪球越滾越大，逼得老布希不得不親自出面澄清。「我只是誠實地說出個人小時候的心理感受，沒想到竟然引起這麼大的風波，難道你們也想讓自己的小孩吃煮的糊糊爛爛的綠色花椰菜，像我一樣痛苦嗎？還是你們要我當個說謊的總統？」老布希的美式幽默，逗得美國民眾會心一笑，瞬間化解了這場綠色花

椰菜風暴。

在美國，其實很多人不愛吃青菜，因為歐美習慣水煮青菜，把綠色花椰菜之類的青菜，煮得軟軟糊糊的，大人小孩都不愛。不過，這麼多年以來，美國民眾已經改變烹調的方式，習慣生吃綠色花椰菜。

超級食物綠色花椰菜大約在 1940 年左右由美國傳入台灣，綠色花椰菜是台灣地區重要的蔬菜，以冬、春季最為盛產，彰化、雲嘉南及高雄都是產區。國際知名的約翰·霍普金斯大學藥理學家保羅·塔拉萊（Paul Talalay）教授，領導約翰·霍普金斯大學分子藥理學實驗室，於 1992 年發現綠色花椰菜中的蘿蔔硫素，具有抗癌特性（包括但不限於乳腺癌、皮膚癌、肺癌、胃癌、口腔癌、直腸癌和攝護腺癌）。這項發現被刊載在《紐約時報》的頭版，導致美國各地的綠色花椰菜銷售數量增加了 1 倍。

蘿蔔硫素是含硫配醣體（Glucosinolate）的水解物，這種富含硫的植物化合物（抗癌化學物質），在綠色花椰菜、羽衣甘藍和捲心菜等十字花科蔬菜中被發現，具有抗腫瘤特性。然而，蘿蔔硫素僅在與一種稱為黑芥子酶（Myrosinase）的特定酶接觸時，才會轉化為活性蘿蔔硫素形式，該酶在植物細胞壁受損時釋放。因此，必須將綠色花椰菜切過之後再靜置一段時間，黑芥子酶才會合成出蘿蔔硫素，也才具有抗癌效果。未加工的綠色蔬菜中蘿蔔硫素含量最高，其中綠色

色香味的誘惑：
美食零嘴隱藏健康陷阱，色素、香精、防腐劑讓你的健康悄悄破產！

花椰菜的菜芽中（3 天～5 天大的綠色花椰菜的菜芽），含有的蘿蔔硫素是普通綠色花椰菜的 50 倍以上。

英國華威大學（University of Warwick）曾經做過研究，如果將綠色花椰菜之類的十字花科蔬菜水煮 5 分鐘，其中的抗癌成分蘿蔔硫素就會流失 20%～30%，時間增加到半小時，蘿蔔硫素更會流失七成。此外，黑芥子酶不耐熱，即使是稍微用水煮或是微波，都會讓這種酵素遭到破壞，無法合成蘿蔔硫素。

對於綠色花椰菜的煮法，建議使用微波爐加水後微波約 3 分鐘，另外一種煮法就是在清水煮滾後，再放入切好的花椰菜，大約煮 1 分鐘～2 分鐘就要快速撈起來，這樣烹調的好處是，如果蔬菜中含有硝酸鹽或農藥時，可藉著高溫水煮方法，將農藥溶解掉，因大部分的農藥都是水溶性的。

美國化學學會（American Chemical Society，ACS）的《農業和食品化學期刊》（Journal of Agricultural and Food Chemistry），公布了綠色花椰菜的研究結果，切碎、靜置 30 分鐘以上的花椰菜，比起直接調理，攝取到的蘿蔔硫素多 2.8 倍！讀者請記住，要吃進最多綠色花椰菜的抗癌成分，務必將綠色花椰菜清洗乾淨後，莖部切成小段，剝下頭部的花蕾，放置 30 分鐘再生吃或者是以攝氏 75 度的熱水川燙一下。

■ 科學密碼 5：曬太陽

世界上最使人驚奇和敬畏的，就是頭頂上的太陽。1962年諾貝爾醫學獎得主美國知名分子生物學家詹姆斯·華生（James D. Watson）博士，今年已經 96 歲高齡，華生博士指出，曬太陽能夠幫助人體合成更多維生素 D，幫助脂肪代謝，促使白血球（Leukocyte，WBC）中每個染色體（Chromosome）末端的端粒長度保持較長，有助於減肥、延緩衰老。義大利米蘭大學（Università degli Studi di Milano，UNIMI）研究發現，肥胖是許多疾病的危險因素，檢測 18 歲～76 歲的 1,122 位白人婦女端粒長度發現，身體質量指數（BMI）≧30 的肥胖婦女，端粒長度比體瘦婦女（BMI≦20）端粒長度短約 240bp（正常約 3,660bp）。如縮短 550bp，將變老 9 年～17 年。英國倫敦聖托馬斯醫院（St Thomas' Hospital）研究人員，檢測 2,401 對雙胞胎白血球中染色體的端粒長度，結果發現，不曬太陽的人，染色體的端粒比積極曬太陽的人要短。調查顯示，每周只曬太陽 15 分鐘的人與每周曬太陽 3 小時以上者相比，其端粒平均要短 200bp（鹼基對）。轉換成生物年齡，前者比後者衰老約十歲。

美國芝加哥西北大學費恩伯格醫學院（Northwestern University Feinberg School of Medicine）睡眠障礙中心主任、神經學教授菲利斯·澤爾（Phyllis Zee）博士進行的一項研

🍃 色香味的誘惑：
美食零嘴隱藏健康陷阱，色素、香精、防腐劑讓你的健康悄悄破產！

究發現，早起曬太陽有助於減肥，這是由於陽光可以調節身體內在的生理時鐘和晝夜節律同步，所以能使體內的能量消耗平衡，如果一個人在每天的適當時間沒有曝曬足夠的陽光，可能會使你體內的生理時鐘失去同步，此時生理時鐘會改變新陳代謝並導致體重增加。

研究顯示，在上午較早的時間，接觸到明亮陽光的人，身材最為苗條，而傍晚時用 1 個小時接觸 500 勒克斯（Lux）的光線，相當於身體質量指數增加了 1.28 個點。這就說明了越早接觸陽光照射，身體質量指數就越低。這項研究成果發表在《公共科學圖書館期刊》上，它也說明了夏天人們體重會減輕的原因，就是能較早接觸到更多的陽光照射。澤爾博士建議，人們應在早上 8 點至中午之間接受 20 分鐘～30 分鐘的陽光照射。如果無法外出，也要在靠近窗戶的位置工作，或是確保工作環境的照明條件充足。

白天曝曬陽光的時間、強度和持續時間與你的體重有關，但是與個人的身體活動水平、熱量攝入、睡眠時間、年齡或季節無關，它約占一個人身體質量指數的 20%。

加拿大阿爾伯塔大學（University of Alberta）糖尿病研究所藥理學教授（Pharmacology professor from Diabetes Institute）彼得‧萊特博士（Dr. Peter Light）帶領的研究團隊發現，人體皮膚底下的脂肪細胞，對於陽光中的藍光刺激十分敏感，當脂肪細胞暴露在太陽下就會縮小、減少。它解釋了

為何冬天人們體重會直線上升，總是特別容易肥胖，因為沒曬到太陽的脂肪細胞會儲存較多的脂肪，這同時也宣告了曬太陽真的能減肥，這項研究發表在英國的《科學報告》（Scientific Reports）期刊上。

萊特博士解釋，人體內有兩種脂肪細胞，白色脂肪和棕色脂肪，功能完全不一樣。白色脂肪，就是我們常說的肥肉，顏色就是白花花的。它最主要的功能，是儲存大量的脂肪分子。白色脂肪非常容易被找到，摸你的小肚子、大腿，一把能揪起一團的皮下物質，就是白色脂肪。每個成人的體內，大約含有 300 億個白色脂肪細胞。它們在幼兒期大量增殖，到青春期數量達到巔峰，此後數量不再增加。白色脂肪被稱為「壞的脂肪」，因為它會將原本應該燃燒的卡路里儲存起來。這類脂肪細胞會導致肥胖、糖尿病及心臟病等代謝疾病。

也就是說，如果你比青春期的時候胖，那都是白色脂肪的不正常增長，體內的代謝失調。棕色脂肪的功能是燃燒和消耗白色脂肪，轉化成能量。比如，在寒冷的環境裡，棕色脂肪燃燒產生熱量。可惜，和白色脂肪相比，成年人體內只有 50 克棕色脂肪。

當棕色脂肪全力以赴工作時，每千克棕色脂肪的燃燒功率高達 500 瓦，可以和家用微波爐媲美。成年人體內的 50 克棕色脂肪，如果保持高效率工作，一年可以消耗掉多

色香味的誘惑：
美食零嘴隱藏健康陷阱，色素、香精、防腐劑讓你的健康悄悄破產！

達 4 公斤的白色脂肪。對現代人來說，白色脂肪增長的速度，遠遠超過棕色脂肪的燃燒速度。無法控制的白色脂肪，因而囤積在身體各處，造成肥胖。萊特博士說：「當太陽光中的短波藍光穿透我們的皮膚，並照射皮下（白色）脂肪細胞時，細胞中儲存脂肪的脂滴，會變小並被排出脂肪細胞。這種情況下，脂肪細胞儲存的脂肪減少，所以會瘦下來。」此研究找到了曬太陽是白色脂肪細胞自我消耗的通路。不過，目前仍不清楚多少光照強度、持續多久才能使體內的白色脂肪細胞有效分解。

日本大學（Nihon University）藥學系研究人員也發現，人體如果不沐浴在上午的陽光下，便容易發胖。研究人員發現人體細胞中含有一種名為 BMAL1 的蛋白質，它在夜間會增加，當身體沐浴到上午的陽光時就會減少。人體細胞中的這種蛋白質增加，就容易儲存脂肪，反之則不容易儲存脂肪。

筆者 2000 年來到美國南加州之後，一年 365 天幾乎天天曬太陽，因為南加州很少下雨，一年之中不會超過 30 天。南加州的陽光跟台灣差不多，曬起來渾身舒暢，每次曬 30 分鐘～60 分鐘，這個習慣持續了 20 多年，身體質量指數（BMI）一直維持在 18.7～20.1 左右，腰圍 79 公分（31.1 英吋）。筆者鼓勵國人每日多曬太陽，以達到減肥的效果。每日曬 15 分鐘～30 分鐘，讓前胸、臉、膝蓋都曬到

太陽，有助於身體的代謝。台灣有超過 70%的國人有維生素 D 缺乏的現象（血清維生素 D 檢測，維生素 D 處於缺乏狀況），特別是女性為了防曬導致維生素 D 缺乏。有一點請讀者注意，曬太陽的時候，要記得戴太陽眼鏡。

切記，不能塗抹防曬霜，穿著長袖長褲、戴帽子。它們會隔絕陽光中的紫外線 B，阻礙人體製造維生素 D。近百年以來，東北亞的女性一直對陽光避之唯恐不及，這和歐美女性對陽光的觀點完全南轅北轍。適度的陽光照射可以增加體內的血清素（Serotonin），讓你心情愉快、注意力集中、保持身材苗條，血清素也被稱為「幸福荷爾蒙」。台灣人對陽光最大的誤解，就是將它視為造成皮膚老化、黑斑、白內障和皮膚癌的最大元凶。事實上，現代人的慢性疾病，就是「生活習慣病」，80%以上都是肥胖引起的，台灣人應該改變生活方式來預防疾病。多年來的科學研究，尤其是這一、兩年的一些驚人發現，陽光中的可見光與不可見光，就是人類最強而有力的天然減肥藥物，它能增加你的幸福感、治癒惱人的疾病、延長你的健康壽命，陽光可以說是你最好的醫生！

色香味的誘惑：
美食零嘴隱藏健康陷阱，色素、香精、防腐劑讓你的健康悄悄破產！

參考資料

1. 《吃的抉擇》國立陽明交通大學出版社

2. 頭條匯（min.news/health）

3. BBC news 2020 年 11 月 26 日

4. BBC news 2021 年 6 月 27 日

5. 《天然成分以及風味劑洞察》Innova 市場洞察

6. 《食品真相大揭秘》安部司

7. 《財訊》2023 年 12 月

8. 《科學月刊》636 期

9. 《Yardley 女人電子雜誌》2024 年 1 月號

10. 《財訊》704 期

11. 《長庚醫訊》第 45 卷第三期 2024 年 3 月 1 日

12. 《哈佛健康出版社》（Harvard Health Publishing）哈佛大學醫學院

13. 行業新聞（kfbairong. com/news）

14. 《國際先驅報導》

15. 《南方周末》2022 年 10 月 5 日

16. 衛福部衛教資訊

17. Learn Eating 好食課 2023 年 10 月 31 日

18. 鳳凰新聞網 2023 年 12 月 8 日

19. 紐約時報中文網 2022 年 6 月 06 日

20. 紐約時報中文網 2021 年 3 月 26 日

21. 每日頭條：健康（kknews. cc/health）

22. 泛科學 2016 年 9 月 20 日

23. 《商業周刊》1033 期

24. FoodTalks 2024 年 4 月 7 日

25. 營養師高敏敏社群平台

26. Women's Health（womenshealthmag.com）

27. 美國國家衛生研究院（NIH）

28. 衛福部食品營養成分資料庫

29. 衛福部國健署

30. 《柳葉刀》（The Lancet）2024 年 2 月 29 日

31. 世界肥胖聯盟（World Obesity Federation）

32. Axios 美國新聞網站 2023 年 8 月 20 日

33. 《學前教育雜誌》 信誼基金會

34. 中國疾病預防控制中心 2024 年 6 月 3 日

35. 《英國醫學期刊》（British Medical Journal，BMJ）2024
    年 2 月 28 日

36. 《華爾街日報》2023 年 8 月 21 日

色香味的誘惑：
美食零嘴隱藏健康陷阱，色素、香精、防腐劑讓你的健康悄悄破產！

身體文化 194

色香味的誘惑：
美食零嘴隱藏健康陷阱，色素、香精、防腐劑讓你的健康悄悄破產！

作　　者—林慶旺
圖片提供—林慶旺
責任編輯—陳萱宇
主　　編—謝翠鈺
行銷企劃—鄭家謙
封面設計—兒日設計
美術編輯—菩薩蠻數位文化有限公司

董 事 長—趙政岷
出 版 者—時報文化出版企業股份有限公司
　　　　　108019 台北市和平西路三段二四〇號七樓
　　　　　發行專線—（〇二）二三〇六六八四二
　　　　　讀者服務專線—〇八〇〇二三一七〇五
　　　　　　　　　　（〇二）二三〇四七一〇三
　　　　　讀者服務傳真—（〇二）二三〇四六八五八
　　　　　郵撥——九三四四七二四時報文化出版公司
　　　　　信箱——〇八九九 台北華江橋郵局第九九信箱
時報悅讀網—http://www.readingtimes.com.tw
法律顧問—理律法律事務所 陳長文律師、李念祖律師
印刷—勁達印刷有限公司
初版一刷—二〇二五年一月二十四日
定價—新台幣三六〇元
缺頁或破損的書，請寄回更換

時報文化出版公司成立於一九七五年，
並於一九九九年股票上櫃公開發行，於二〇〇八年脫離中時集團非屬旺中，
以「尊重智慧與創意的文化事業」為信念。

色香味的誘惑：美食零嘴隱藏健康陷阱,色素、香精、防腐劑
讓你的健康悄悄破產!/林慶旺作. -- 初版. -- 臺北市：時報文
化出版企業股份有限公司, 2025.01
　面；　公分. -- (身體文化 ; 194)
　ISBN 978-626-419-155-5(平裝)

1.CST: 健康飲食 2.CST: 健康法

411.3　　　　　　　　　　　　　　　　113019903

ISBN 978-626-419-155-5
Printed in Taiwan